Introdução à gerontologia:
configurações do envelhecimento

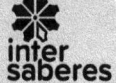

Introdução à gerontologia:
configurações do envelhecimento

Cristiano Caveião

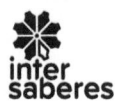

**inter
saberes**

Rua Clara Vendramin, 58 . Mossunguê . CEP 81200-170
Curitiba . PR . Brasil . Fone: (41) 2106-4170
www.intersaberes.com . editora@intersaberes.com

Conselho editorial
Dr. Alexandre Coutinho Pagliarini
Dr.ª Elena Godoy
Dr. Neri dos Santos
M.ª Maria Lúcia Prado Sabatella

Editora-chefe
Lindsay Azambuja

Gerente editorial
Ariadne Nunes Wenger

Assistente editorial
Daniela Viroli Pereira Pinto

Preparação de originais
Ana Maria Ziccardi

Edição de texto
Letra & Língua Ltda.
Monique Francis Fagundes Gonçalves

Capa
Sílvio Gabriel Spannenberg (*design*)
Lomb/Shutterstock (imagem)

Projeto gráfico
Charles L. da Silva (*design*)
Smileus e dibrova/Shutterstock (imagens)

Diagramação
Mango Design

***Designer* responsável**
Sílvio Gabriel Spannenberg

Iconografia
Regina Claudia Cruz Prestes
Sandra Lopis da Silveira

Dados Internacionais de Catalogação na Publicação (CIP)
(Câmara Brasileira do Livro, SP, Brasil)

Caveião, Cristiano
    Introdução à gerontologia : configurações do envelhecimento / Cristiano Caveião. -- Curitiba, PR : InterSaberes, 2025.

    Bibliografia.
    ISBN 978-85-227-1619-7

    1. Gerontologia I. Título.

24-230350   CDD-612.67

Índices para catálogo sistemático:
1. Gerontologia : Ciências médicas 612.67

Cibele Maria Dias – Bibliotecária – CRB-8/9427

1ª edição, 2025.
Foi feito o depósito legal.

Informamos que é de inteira responsabilidade do autor a emissão de conceitos.

Nenhuma parte desta publicação poderá ser reproduzida por qualquer meio ou forma sem a prévia autorização da Editora InterSaberes.

A violação dos direitos autorais é crime estabelecido na Lei n. 9.610/1998 e punido pelo art. 184 do Código Penal.

Sumário

13 Apresentação
17 Como aproveitar ao máximo este livro

Capítulo 1
21 **Fases do ciclo de vida humana**
23 1.1 Características das fases do ciclo vital
28 1.2 Envelhecimento biológico
36 1.3 Envelhecimento psicológico e social
39 1.4 Teorias do envelhecimento

Capítulo 2
47 **Envelhecimento humano**
49 2.1 Aspectos históricos relacionados ao envelhecimento
52 2.2 Geriatria
54 2.3 Gerontologia
57 2.4 Gerontologia social
59 2.5 Gerontologia e geriatria preventivas

Capítulo 3
67 **Envelhecimento e saúde da pessoa idosa**
69 3.1 Percepção sobre o envelhecimento
73 3.2 Cidadania e proteção social
80 3.3 Demografia e envelhecimento populacional
84 3.4 Importância das informações epidemiológicas
87 3.5 Aplicação dos dados epidemiológicos

Capítulo 4
- 95 **Aspectos do envelhecimento**
- 97 4.1 Processo de envelhecimento e determinantes do envelhecimento ativo
- 102 4.2 Avaliação multidimensional da pessoa idosa
- 104 4.3 Modos de envelhecer
- 108 4.4 Reconhecimento das grandes síndromes geriátricas
- 110 4.5 Características das grandes síndromes geriátricas

Capítulo 5
- 119 **Tipos de abordagem nos cuidados à pessoa idosa**
- 121 5.1 Interdisciplinaridade e multidisciplinaridade
- 124 5.2 Enfermeiro, farmacêutico e fisioterapeuta nas equipes multidisciplinar e interdisciplinar
- 127 5.3 Nutricionista, educador físico e psicólogo nas equipes multidisciplinar e interdisciplinar
- 130 5.4 Odontologista, fonoaudiólogo e geriatra nas equipes multidisciplinar e interdisciplinar
- 132 5.5 Terapeuta ocupacional e assistente social nas equipes multidisciplinar e interdisciplinar

Capítulo 6
- 141 **Educação para o envelhecimento**
- 143 6.1 Formação da gerontologia no Brasil
- 145 6.2 Cursos de graduação
- 148 6.3 Cursos de pós-graduação
- 149 6.4 Educação e gerontotecnologia
- 151 6.5 Gerontologia educacional

163 *Considerações finais*
165 *Referências*
187 *Respostas*
191 *Sobre o autor*

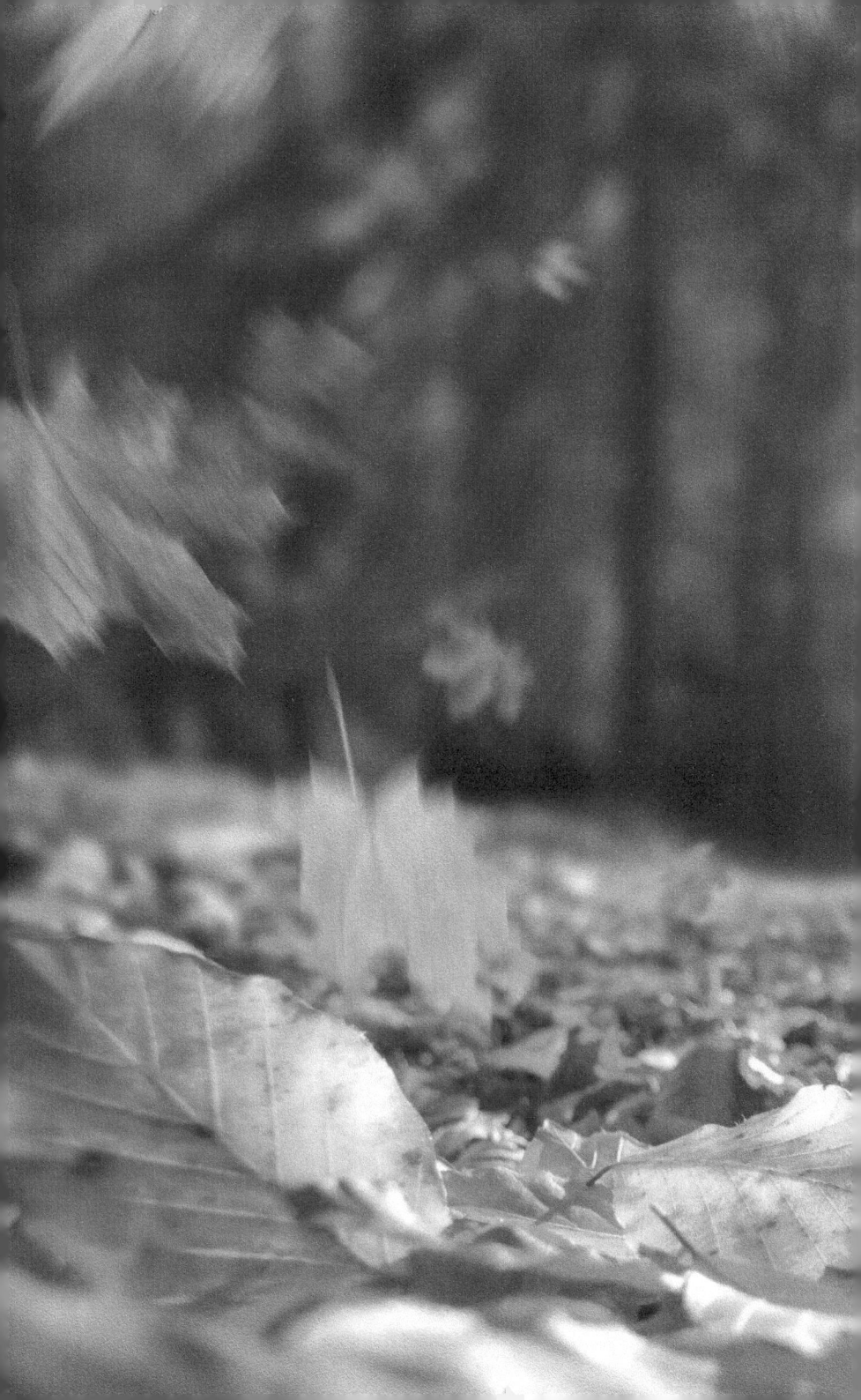

Dedico esta obra aos atuais e futuros profissionais da área do envelhecimento humano, essenciais para o cuidado especializado que se faz necessário com o aumento da expectativa de vida e o crescimento da população idosa. O trabalho de vocês será fundamental para preservar o bem mais precioso: a vida humana.

Que este livro sirva de inspiração e guia para todos que se dedicam a cuidar das pessoas idosas com respeito e amor.

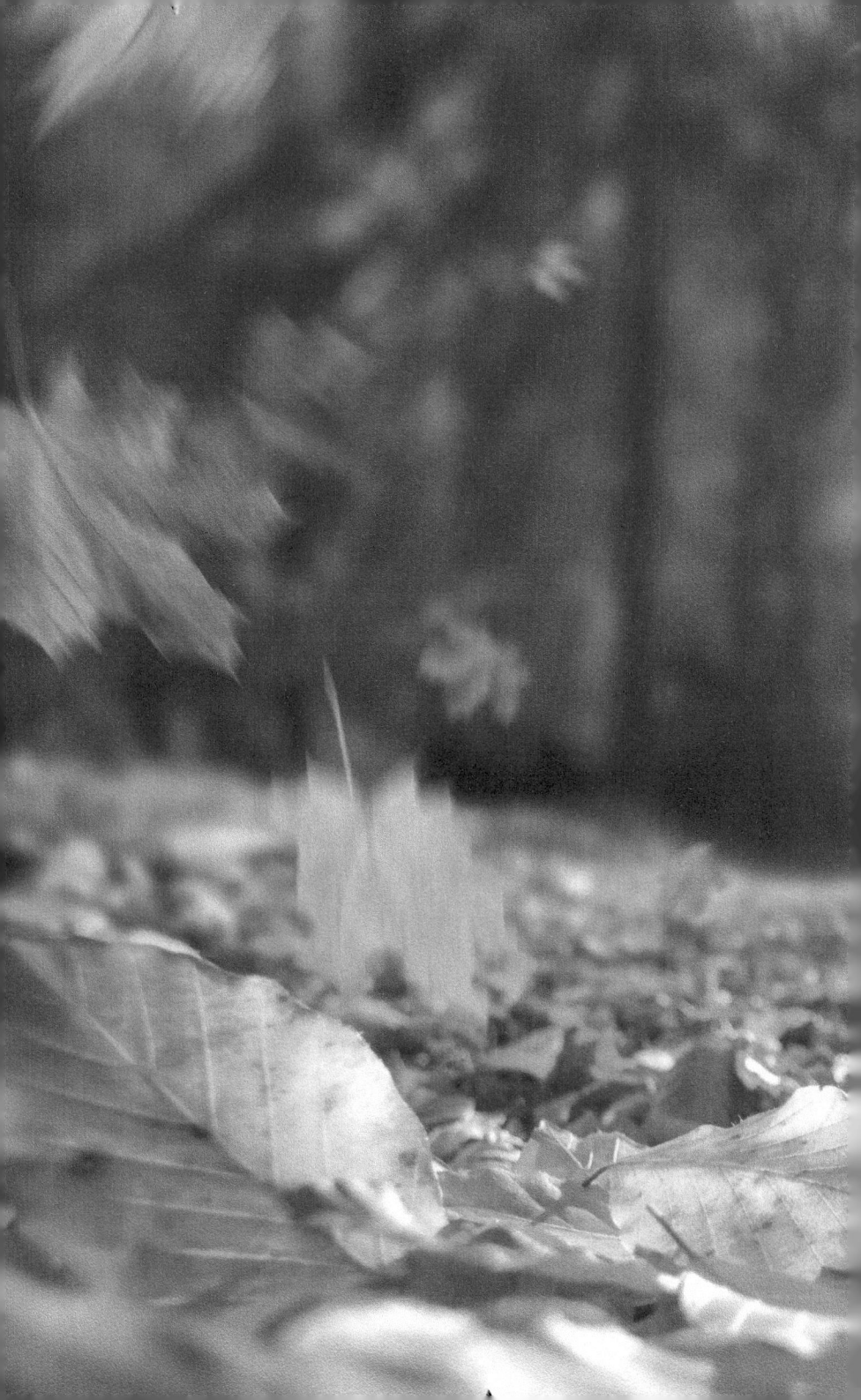

Agradeço de coração à minha família, aos meus amigos, colegas de trabalho e de profissão, pelo apoio e pela compreensão durante o processo de escrita deste livro. Sem o suporte de vocês, este trabalho não seria possível.

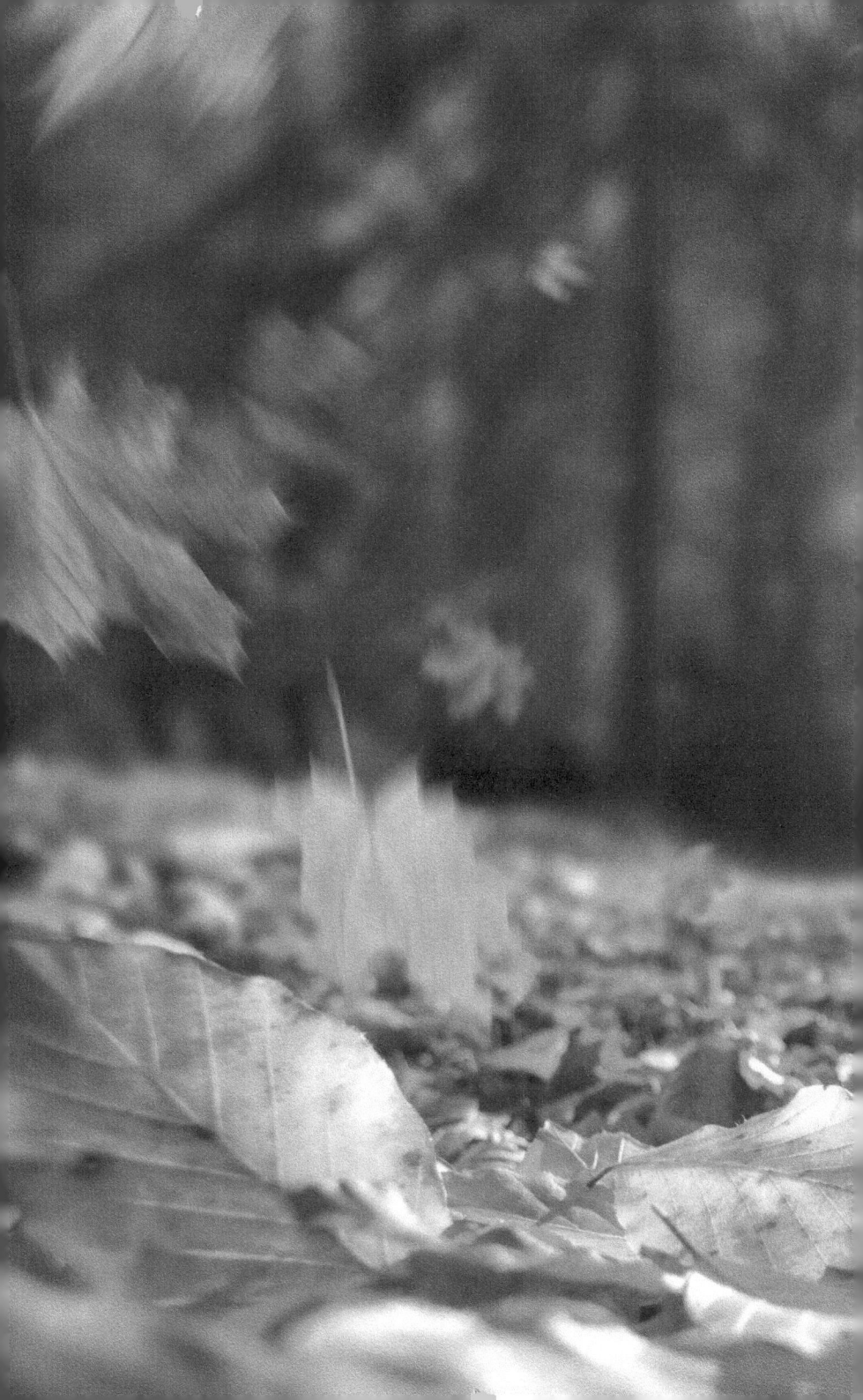

Apresentação

O ciclo de vida humana é marcado por fases que compõem os processos de crescimento, desenvolvimento e envelhecimento. Cada uma delas caracteriza-se por alterações físicas, emocionais e sociais específicas que formam a experiência particular dos indivíduos. A compreensão dessas diferentes fases ao longo do tempo é fundamental para pensarmos o processo de envelhecimento humano, principalmente na atualidade, quando as pesquisas demográficas apontam para o aumento expressivo da população idosa no Brasil e no mundo. Segundo dados da Organização das Nações Unidas (ONU, 2003), o número de pessoas com 80 anos ou mais deverá triplicar até 2050, passando de 137 milhões, em 2017, para 425 milhões em 2050.

Diante dessa realidade, obras como esta tornam-se essenciais para apontar caminhos que profissionais da saúde podem seguir para não apenas mudar a atual concepção sobre o envelhecimento, mas também oferecer auxílio na promoção da saúde física e mental da pessoa idosa, bem como de seu bem-estar social e emocional.

Cientes do aumento da expectativa de vida da população brasileira, nosso objetivo é expor e analisar conceitos básicos sobre as particularidades do envelhecimento, um processo natural e inelutável que abrange inúmeras mudanças progressivas nas células, nos tecidos e nos órgãos do corpo, provocando diminuição da capacidade funcional e aumento da vulnerabilidade a doenças e lesões. Para tanto, organizamos esta obra em seis capítulos.

No Capítulo 1, apontamos as características principais de cada fase do ciclo de vida. Em seguida, indicamos o que está envolvido no envelhecimento biológico, bastante relacionado ao estilo de vida; no envelhecimento psicológico, relativo às mudanças cognitivas, emocionais e comportamentais; e no envelhecimento social. Cada uma dessas características gera desafios e oportunidades únicos, moldando a experiência de envelhecimento.

No Capítulo 2, explicamos por que é importante entender que o envelhecimento não é uma doença, mas uma fase natural da vida, com variações significativas entre os indivíduos. Evidenciamos as muitas mudanças ocorridas nesse processo, tanto as biológicas e as psicológicas quanto as sociais. Tratamos também de áreas específicas do cuidado à pessoa idosa, como a gerontologia e a geriatria, e algumas de suas subáreas, como a gerontologia social e a geriatria preventiva.

No Capítulo 3, abordamos a saúde da pessoa idosa, aspecto primordial do envelhecimento, esclarecendo por que esse cuidado exige uma abordagem holística, que abranja as percepções do envelhecimento, a epidemiologia e a demografia. Com vistas a auxiliar nessas questões sociais, as informações demográficas e as epidemiológicas são necessárias para entendermos a saúde pública e para traçarmos estratégias eficazes de prevenção, promoção e intervenção.

No Capítulo 4, descrevemos os aspectos do envelhecimento humano, como a redução gradual da capacidade funcional dos sistemas do corpo e o aumento da vulnerabilidade a doenças e condições crônicas. Abordamos também os determinantes do envelhecimento ativo, como genética, estilo de vida, ambiente, políticas públicas, apoio social e acesso a serviços de saúde. Demonstramos, ainda, a importância da avaliação multidimensional e as características das síndromes geriátricas, que impactam significativamente a funcionalidade e a independência da pessoa idosa.

No Capítulo 5, apresentamos três abordagens das equipes de profissionais para os cuidados à pessoa idosa: pela multidisciplinaridade, pela interdisciplinaridade e pela transdisciplinaridade. Descrevemos como cada um dos profissionais deve atuar nessas equipes e como se estabelece essa relação entre eles: enfermeiros, farmacêuticos, fisioterapeutas, nutricionistas, educadores físicos, psicólogos, odontologistas, fonoaudiólogos, geriatras, terapeutas ocupacionais e assistentes sociais.

No Capítulo 6, examinamos a gerontotecnologia, área que envolve a aplicação de tecnologias para atender às necessidades das pessoas idosas, como dispositivos para monitoramento da saúde, tecnologias assistivas e adaptações de ambientes. Tratamos também da gerontologia educacional, voltada para a educação no decorrer da vida e para o desenvolvimento de programas educacionais destinados à população idosa. Abordamos questões relacionadas aos cursos de graduação e de pós-graduação em gerontologia e sua importância para a formação de profissionais qualificados para atender às necessidades da população idosa.

Desejamos que os estudos deste livro ajudem o leitor a distinguir que todas as mudanças são parte de um processo natural, não de uma patologia, e que a saúde da pessoa idosa demanda uma abordagem holística, que inclua a prevenção, o tratamento de doenças crônicas e a reabilitação, visando melhorar a qualidade de vida e a funcionalidade.

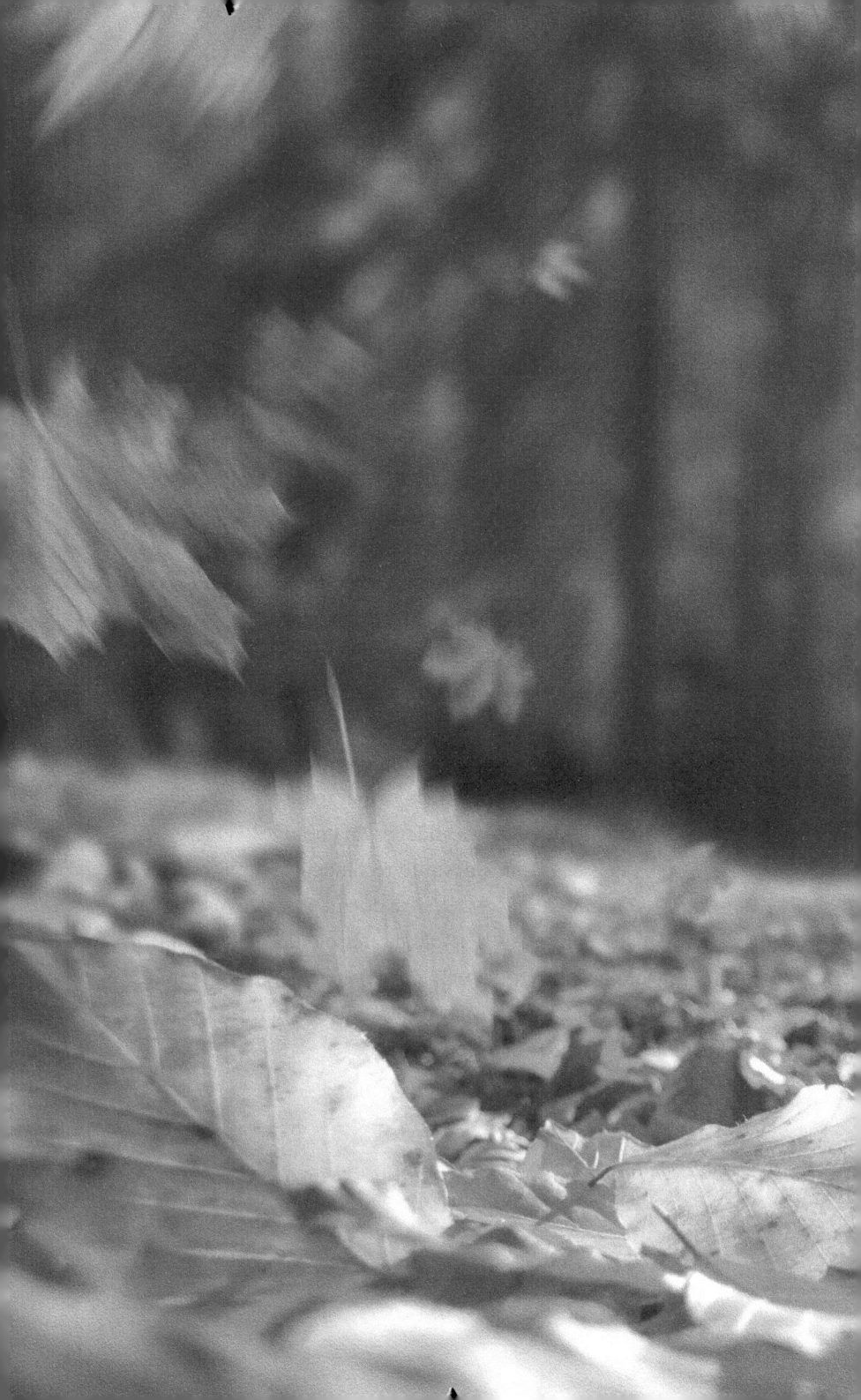

Como aproveitar ao máximo este livro

Empregamos nesta obra recursos que visam enriquecer seu aprendizado, facilitar a compreensão dos conteúdos e tornar a leitura mais dinâmica. Conheça a seguir cada uma dessas ferramentas e saiba como elas estão distribuídas no decorrer deste livro para bem aproveitá-las.

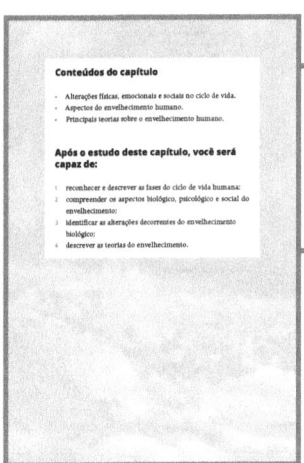

Conteúdos do capítulo

Logo na abertura do capítulo, relacionamos os conteúdos que nele serão abordados.

Após o estudo deste capítulo, você será capaz de:

Antes de iniciarmos nossa abordagem, listamos as habilidades trabalhadas no capítulo e os conhecimentos que você assimilará no decorrer do texto.

Síntese

Ao final de cada capítulo, relacionamos as principais informações nele abordadas a fim de que você avalie as conclusões a que chegou, confirmando-as ou redefinindo-as.

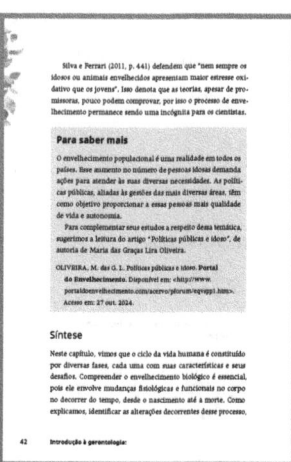

Para saber mais

Sugerimos a leitura de diferentes conteúdos digitais e impressos para que você aprofunde sua aprendizagem e siga buscando conhecimento.

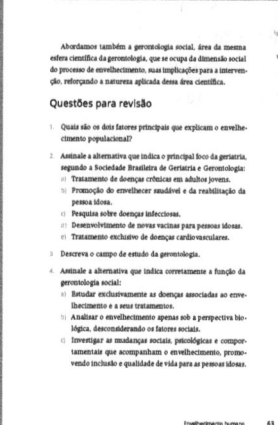

Questões para revisão

Ao realizar estas atividades, você poderá rever os principais conceitos analisados. Ao final do livro, disponibilizamos as respostas às questões para a verificação de sua aprendizagem.

Questões para reflexão

1. Considerando o que significa cidadania em um contexto contemporâneo, aponte o que é importante, além dos direitos civis e políticos, para o exercício pleno da cidadania. Com base em sua resposta, indique como a sociedade pode promover mais conscientização e participação dos cidadãos nas questões coletivas e na defesa de direitos sociais.

2. Considerando as mudanças no perfil etário da população brasileira nas últimas décadas, reflita sobre a importância de políticas públicas voltadas para o envelhecimento populacional. Quais são os principais desafios e as principais oportunidades que surgem com o aumento da proporção de pessoas idosas na sociedade? Como essas políticas podem ser desenvolvidas de modo a promover uma melhor qualidade de vida para pessoas idosas e garantir a sustentabilidade dos sistemas de previdência e de saúde?

3. Reflita sobre a importância dos dados epidemiológicos na formulação e na avaliação de políticas públicas de saúde. Explique como esses dados podem ser utilizados para prever problemas de saúde, além de fornecer suporte para decisões estratégicas na gestão da saúde pública. Cite exemplos práticos de como a epidemiologia tem impactado positivamente a saúde das populações.

Questões para reflexão

Ao propor estas questões, pretendemos estimular sua reflexão crítica sobre temas que ampliam a discussão dos conteúdos tratados no capítulo, contemplando ideias e experiências que podem ser compartilhadas com seus pares.

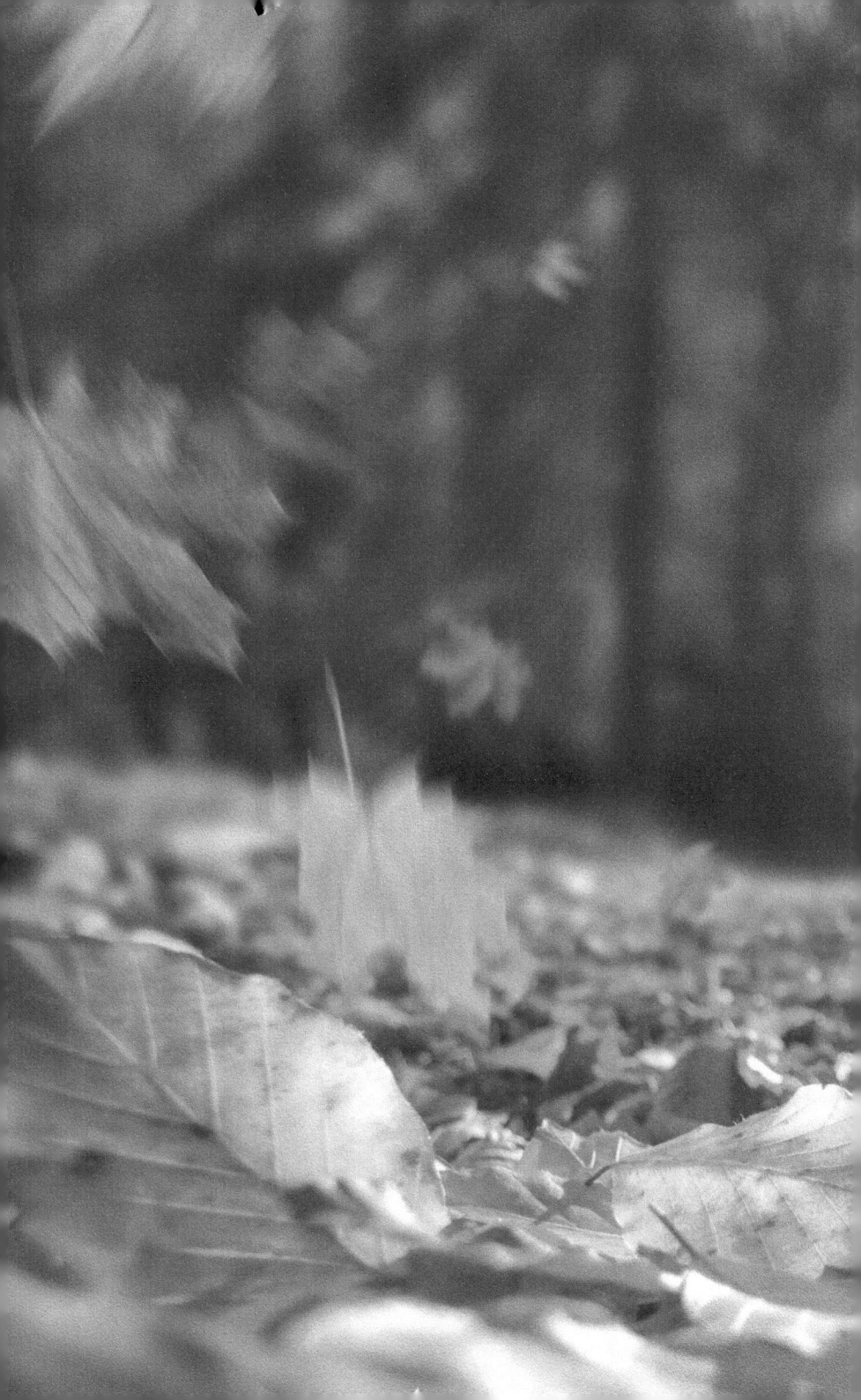

Capítulo 1
Fases do ciclo de vida humana

Conteúdos do capítulo

- Alterações físicas, emocionais e sociais no ciclo de vida.
- Aspectos do envelhecimento humano.
- Principais teorias sobre o envelhecimento humano.

Após o estudo deste capítulo, você será capaz de:

1. reconhecer e descrever as fases do ciclo de vida humana;
2. compreender os aspectos biológico, psicológico e social do envelhecimento;
3. identificar as alterações decorrentes do envelhecimento biológico;
4. descrever as teorias do envelhecimento.

1.1 Características das fases do ciclo vital

Quando pensamos no ciclo da vida, restringimos suas fases a nascimento, crescimento e desenvolvimento adulto, envelhecimento e morte. Esquecemos, entretanto, todo o processo vivido durante essas etapas, o qual irá compor a história de vida de cada um. Toda essa bagagem de experiência de vida faz muita diferença, inclusive para nós, que estamos interessados na fase do envelhecimento, uma vez que os resultados de tudo o que vivemos são mais expressivos nas pessoas idosas. Por essa razão, falaremos sobre cada fase de vida avaliando as principais características em cada etapa (Barsano; Barbosa; Gonçalves, 2014; Papaléo Netto, 2022).

Antes de tratarmos da infância, a primeira fase da vida, devemos considerar como foi a concepção/fecundação, ocorrida ainda no início desse ciclo. De maneira simplificada, podemos dizer que essa etapa se inicia pela fecundação (estágio germinal), passa para a fase embrionária e, posteriormente, para a fetal. Em cada uma delas, as partes do corpo humano vão sendo formadas. Essa etapa é tão fundamental que os primeiros estímulos que começam a ser recebidos podem influenciar o transcorrer das outras fases da vida, como o consumo de álcool, fumo e outras drogas, por exemplo.

Na Figura 1.1, descrevemos alguns dos impactos desse consumo durante a gravidez para entendermos que a qualidade de vida que teremos no decorrer de nossa existência começa já no processo de gestação.

Figura 1.1 – Consequências do consumo de drogas no período gestacional

Álcool	• Possibilidade de causar retardo • Desenvolvimento da síndrome alcoólica fetal (SAF), que causa desordem comportamental • SAF: problemas de aprendizagem, memória e atenção
Maconha	• Restrição do crescimento fetal: retardo no desenvolvimento do sistema nervoso, causando distúrbios neurocomportamentais • Deficiência cognitiva e emocional • Hiperatividade
Cocaína	• Abortamento, descolamento de placenta, ruptura uterina, contrações uterinas precoces • Restrição do crescimento fetal, icterícia, aumento da pressão sanguínea e dificuldade respiratória • Ansiedade, hiperatividade, depressão e transtorno de déficit de atenção.
Fumo	• Abortamento e/ou descolamento de placenta • Baixo peso

Fonte: Elaborado com base em SBP, 2016.

A infância é caracterizada por três períodos: o primeiro vai do nascimento aos 2 anos; o segundo, dos 3 aos 5 anos; e o terceiro, dos 6 aos 12 anos. A primeira infância é definida pelo desenvolvimento e pelo crescimento rápidos. Nesse período, tem início o desenvolvimento locomotor. Nele, aprendemos a falar e a andar, duas habilidades importantes para as demais etapas (Gonçalves, 2016).

Na segunda infância, o desenvolvimento desacelera um pouco em comparação com a anterior, mas habilidades locomotoras continuam sendo as mais importantes, agora com o foco na coordenação motora fina. É nesse período também que a criança começa a se perceber entre os demais, dando início à percepção do egocentrismo, "em que a criança tem dificuldade de entender os fatos sob o ponto de vista de outras pessoas, além das capacidades de utilizar a imaginação e brincar de faz de conta, evidenciando que se apropriou de muitos conhecimentos que fazem parte do ambiente físico e social em que está inserida" (Gonçalves, 2016, p. 87-88). Esse processo ocorre por meio das brincadeiras e auxiliará a estabelecer as relações sociais da criança durante as demais fases da vida.

Na terceira infância, as questões sociais se acentuam e os amigos auxiliam no processo de desenvolvimento social, em que a criança criará valores advindos de outras fontes, e não apenas dos pais. Esse processo permite que ela desenvolva um autoconceito e estimula a aprendizagem de valores que podem diferir daqueles do seio familiar, como os preconceitos (Gonçalves, 2016).

Ressaltamos que a idade em que cada uma das etapas se manifesta na vida da criança pode variar em função de aspectos individuais, contudo, os desafios são semelhantes.

Encerrada a infância, tem início a adolescência, que compreende o período dos 12 aos 18 anos, segundo o art. 2º da Lei n. 8.069, de 13 de julho de 1990, que dispõe sobre Estatuto da Criança e do Adolescente – ECA (Brasil, 1990). O ECA é referência no país para a criação das políticas que asseguram os direitos dessa população. Contudo, tanto a Organização Mundial de Saúde (OMS) quanto o Ministério da Saúde consideram que a adolescência é composta por três períodos: 1) pré-adolescência, que vai dos 10 aos 14 anos; 2) adolescência, dos 15 aos 19 anos; 3) fase de adultos jovens, dos 20 aos 24 anos. Há, portanto, um descompasso em relação ao ECA.

Essa divergência é compreensível, visto que "as idades não são rígidas, uma vez que as mudanças físicas é que marcam a saída da infância e a entrada na adolescência" (Gonçalves, 2016, p. 90).

A adolescência representa a transição da infância para a vida adulta e ocorre em três etapas. A primeira é a pré-puberdade, que se configura pela alteração no corpo, na fala, no comportamento, nos interesses pessoais e nas relações sociais. Nesse período, é muito comum a baixa estima, uma vez que as mudanças no corpo trazem insegurança. Essas alterações são oportunidades não apenas de crescimento e de conhecimento, mas também de desenvolvimento de problemas comportamentais que podem levar ao consumo de álcool e de outras drogas. Também é o momento em que se iniciam os conflitos e as divergências com os pais e os familiares.

Na segunda etapa, a puberdade, esses conflitos tendem a se atenuar, fazendo com que os grupos e os amigos sejam o aspecto mais marcante. Apesar disso, os pais não deixam de ser importantes na vida dos filhos. Famílias com figuras de autoridade se mostram como a melhor opção, pois, segundo Bee (1997, citado por Gonçalves, 2016, p. 92), os "adolescentes dessas famílias são mais autoconfiantes, menos aptos a utilizar drogas e possuem uma autoestima maior do que os adolescentes de famílias negligentes ou autoritárias".

A terceira etapa da adolescência tem como característica principal a busca pela identidade, quando serão determinadas as posturas ética e ideológica desse indivíduo. Assim, nesse período, os conflitos e as dúvidas estão no âmbito da sociologia, mais relacionados às cobranças da sociedade, como a escolha pela profissão, a escolha do(a) companheiro(a) e outras relacionadas ao decidir "quem eu sou".

Terminada a adolescência, passamos para a fase mais longa do ciclo da vida, a adulta, caracterizada "pelo início das responsabilidades, da autonomia financeira, e o indivíduo passa a ser responsável pelas consequências de suas decisões" (Barsano; Barbosa; Gonçalves, 2014, p. 22).

Essa fase também tem subdivisões, conforme descrito na Figura 1.2.

Figura 1.2 – Etapas da fase adulta

Adulto jovem: 20 a 40 anos
- Caracterizada pelo auge físico e cognitivo.
- Principal causa de morte é a violência (acidental ou não).
- Etapa marcada pela absorção de três papéis (casamento, maternidade/paternidade e carreira), os quais tornam as pessoas mais confiantes, individualistas, indepentes e afirmativas.
- Amigos começam a ser substituídos pela família.

Meia idade: 40 a 60 anos
- Caracterizada pelo início do declínio das condições físicas, emocionais e cognitivas.
- Papéis sociais são ampliados (avós, "pais" de seus netos etc.), bem como as responsabilidades.
- Iniciam-se as preocupações com o futuro e os anos de vida restantes.
- Elevação nos índices de doenças crônicas; causa de morte não é mais a violência, mas doenças cardíacas e câncer.
- Dilemas financeiros presentes na vida de muitos adultos.

Fonte: Elaborado com base em Gonçalves, 2016.

A partir dos 60 anos, tem início a fase da velhice/idosa, cuja população, atualmente, é a que mais cresce no mundo. A tendência é que seja a maior da pirâmide etária, tanto em países desenvolvidos quanto em países em desenvolvimento. Nessa etapa, surgem as fragilidades do corpo e a perda das funções sociais que podem acarretar insegurança e solidão entre os que não se prepararam para ela.

A última fase da vida é a morte. Quando essa fase final se aproxima, é muito comum que as pessoas tenham reações de negação, de raiva, de barganha, de depressão e, por fim, de aceitação. Obviamente, esse processo difere entre as pessoas, pois algumas apresentam todos esses estágios e outras, apenas alguns. Sobre isso, Gonçalves (2016, p. 107) afirma que "quanto mais significado e propósito a pessoa encontrar em sua vida, menos ela tenderá a temer a morte", podendo ser encarada por quem fica como a chance de reavaliar a vida.

É possível concluir, portanto, que as escolhas que fazemos em cada fase da vida determinarão um resultado diferente na etapa seguinte. Como já apontamos, a qualidade de vida da pessoa idosa é, muitas vezes, reflexo das decisões tomadas durante o ciclo de vida, aliada às mudanças decorrentes do envelhecimento biológico, sobre o qual trataremos a seguir.

1.2 Envelhecimento biológico

Tradicionalmente, o envelhecimento vem acompanhado pelo aparecimento de doenças, tanto que as pessoas idosas formam o grupo etário com os maiores índices de doenças crônicas não transmissíveis (DCNT) e com o maior número de medicamentos utilizados (Silva, 2024).

O envelhecimento pode ser compreendido sob a perspectiva do transcurso de vida (Santos; Tonhom; Komatsu, 2016; Gomes et al., 2024) e determinado por aspectos biológicos e sociais, como herança genética, estilo de vida e acesso a recursos materiais e imateriais durante o processo de desenvolvimento humano (Gonçalves, 2015; Gomes et al., 2024).

Embora a idade seja indicada como um dos fatores de risco para a maioria das doenças crônico-degenerativas que acometem a população idosa, não é possível afirmar que a presença ou a ausência de doença não siga um determinismo simples de envelhecer e adoecer, porém essa condição está relacionada aos eventos a que somos expostos no decorrer de nossa vida (OMS, 2015).

Os estudos devem considerar, portanto, o caráter universal, heterogêneo, dinâmico e multifacetado do envelhecimento, seus aspectos fisiológicos, psicológicos, sociais e culturais, sua vinculação compulsória com doença e a fragilidade da demarcação cronológica desse tempo (Santos, 2013; Gomes et al., 2024).

O envelhecimento biológico é um processo multifatorial e complexo, definido por Barsano, Barbosa e Gonçalves (2014, p. 30) como "um processo gradual que causa alterações nas funções do organismo, fazendo com que o indivíduo se torne cada vez menos capaz de se adaptar ao ambiente em que vive, ficando mais vulnerável às doenças".

O Ministério da Saúde, citando a Organização Pan-Americana de Saúde (Opas), conceitua o envelhecer como "um processo sequencial, individual, cumulativo, irreversível, universal, não patológico de deterioração de um organismo maduro, próprio a todos os membros de uma espécie, de maneira que o tempo o torne menos capaz de fazer frente ao estresse do meio ambiente" (Brasil, 2006b, p. 8).

O envelhecimento é um processo natural, e suas fases envolvem alterações biológicas que começam já no nascimento e só se encerram com a morte. Essa compreensão é fundamental para percebermos que o envelhecimento biológico se acentua com a idade cronológica, mas está presente em toda a nossa vida. Por essa razão é que estilo de vida que levarmos antes de chegar à velhice fará, portanto, toda diferença.

Ciosak et al. (2011) corroboram esse pensamento com a afirmação de que, desde o momento em que um indivíduo nasce, já se inicia o processo de envelhecimento. Ele só começará a se fazer mais presente, no entanto, a partir da segunda década de vida, tornando-se cada vez mais presente. Ao final da terceira década de vida de um indivíduo, as alterações funcionais e as estruturais se iniciam. A partir daí, a estimativa é que, a cada ano, haja uma perda de 1% das funções.

O envelhecimento biológico provoca algumas limitações, e precisamos aprender a conviver com elas de maneira ativa e saudável. Infelizmente, o envelhecer saudável não é uma condição tão comum, por isso a maioria das pessoas, quando chegam a essa fase, apresentam patologias que impedem boa qualidade de vida (Papaléo Netto, 2022). Essa é a diferença entre a senilidade e a senescência, como descrito na Figura 1.3, sobre as quais trataremos com mais detalhes no Capítulo 4.

Figura 1.3 – Diferença entre senilidade e senescência

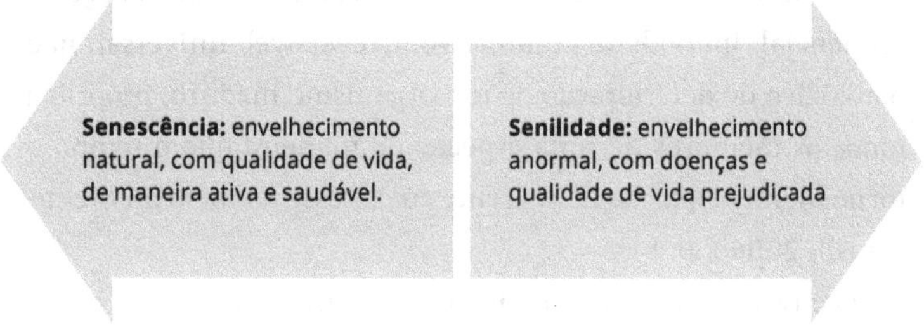

Senescência: envelhecimento natural, com qualidade de vida, de maneira ativa e saudável.

Senilidade: envelhecimento anormal, com doenças e qualidade de vida prejudicada

Como a população idosa tem aumentado expressivamente, com tendência de manter esse crescimento nos próximos anos, essa diferença entre formas de envelhecimento está cada vez mais presente em debates a respeito de saúde pública. O envelhecer de maneira natural está relacionado à capacidade de adaptação, por isso as experiências de vida dos indivíduos são tão importantes para essa fase, uma vez que "cada sujeito envelhece a seu modo, dependendo de variáveis como sexo, origem, lugar em que vive, tamanho da família, aptidões para a vida e as experiências vivenciadas" (Ciosak et al., 2011, p. 1.764).

Em outras palavras, as escolhas de vida são os fatores que irão contribuir para determinar a qualidade de vida das pessoas idosas.

Apesar disso, persiste uma visão equivocada de vincular doença a envelhecimento e de acreditar que todas as pessoas idosas são debilitadas. Isso não é verdade. Pessoas nessa faixa etária se tornam mais suscetíveis às doenças, por isso o trabalho de gerontólogos e demais profissionais da saúde é prezar pela saúde física e mental delas, uma vez que esses aspectos terão impacto em seu bem-estar.

Os fatores físicos, psicológicos, sociais e culturais são os que mais podem interferir na qualidade de vida da pessoa idosa, portanto são ponto de atenção dos profissionais da saúde (Ciosak et al., 2011). Ainda existe associação a outros fatores como idade cronológica, genética, estilo de vida, nutrição e presença de doenças. Aqui, ao mencionar a idade cronológica, é importante destacar a variabilidade entre indivíduos diferentes, pois alguns preferem usar a idade biológica (idade das células e tecidos) em vez da idade cronológica.

E quais são as alterações em nosso organismo que nos caracterizam como pessoas idosas? São diversas, conforme veremos a seguir.

1.2.1 Envelhecimento biológico: alterações

Os fatores determinantes para o processo de envelhecimento são aspectos de caráter biológico, psicológico e social, como já apontamos. Com a passagem do tempo, esses determinantes poderão acelerar ou retardar o aparecimento e a instalação de doenças que são típicas dessa fase da vida, entretanto, alguns deles muitas vezes não têm relação com a saúde física do indivíduo.

Vamos tratar das alterações físicas normais desse processo, ou seja, o que acontece com nosso corpo.

É fácil percebemos, por exemplo, que as pessoas idosas tendem a diminuir de estatura. Isso acontece em razão da redução do arco dos pés e da curvatura acentuada da coluna, que fazem com que os discos intervertebrais sejam comprimidos. Outras mudanças perceptíveis relativas à composição corporal são aumento do nariz, das orelhas e do crânio, a redução de água presente no corpo e o aumento da gordura (Barsano; Barbosa; Gonçalves, 2014).

Na pele, percebemos que há redução dos pelos e aumento de manchas, denominadas *manchas senis* e *púrpura senil*. A primeira se caracteriza por uma lesão benigna causada pelo aumento do número das células que produzem o pigmento da pele, decorrente da exposição solar ao longo dos anos; a segunda é o conjunto de petéquias e equimoses, ou hematomas.

Na Figura 1.4, à esquerda, vemos a imagem de uma pele com petéquias, pequenos pontos vermelhos causados por micro-hemorragia; no centro, há equimose, uma infiltração de sangue causada pela ruptura de um pequeno vaso sanguíneo; à direita, uma pele com hematomas, coleção de sangue decorrente de algum traumatismo, bastante comuns no dorso das mãos, nos punhos e nos antebraços, causados pelo envelhecimento da pele.

Figura 1.4 – Petéquias, equimose e hematomas

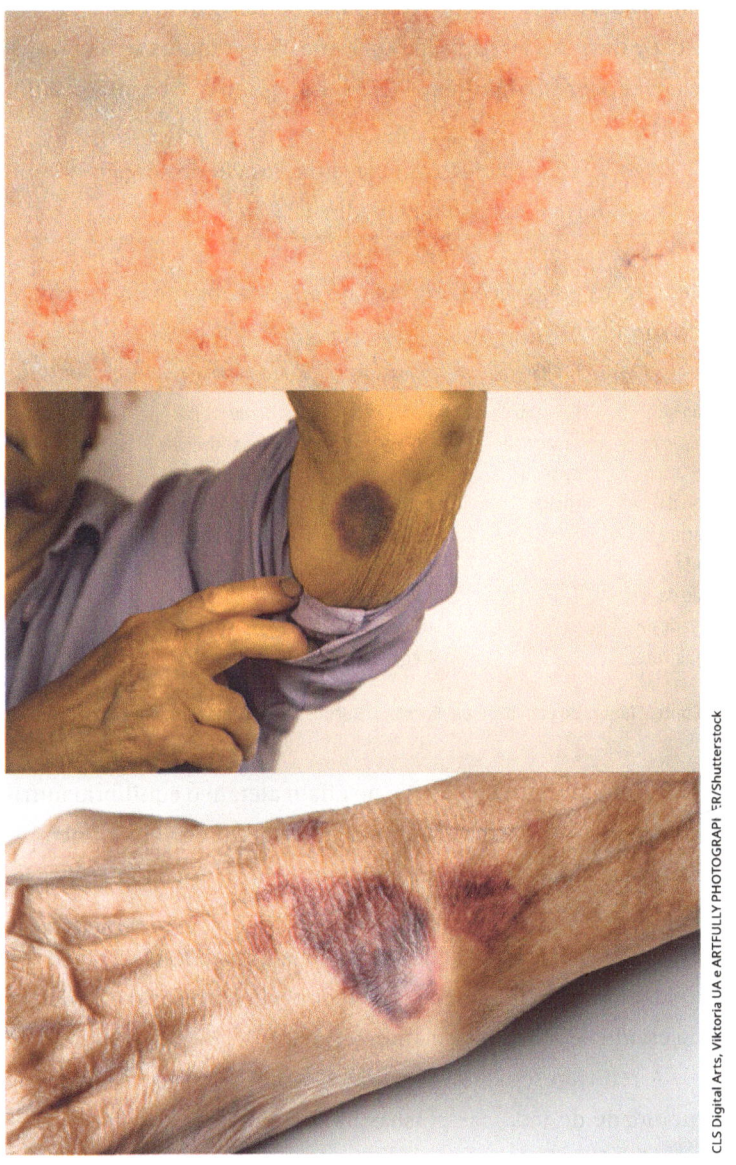

Além disso, as pessoas idosas apresentam uma pele mais fina, enrugada, flácida e menos elástica, em razão da redução "da quantidade de fibras elásticas, do colágeno, das gorduras subcutâneas e dos capilares sanguíneos" (Barsano; Barbosa; Gonçalves, 2014, p. 31).

As alterações biológicas ocorrem também nos órgãos do sentido, conforme descrito no Quadro 1.1.

Quadro 1.1 – Alterações normais do envelhecimento nos órgãos do sentido

Visão	Olfato	Audição	Paladar	Tato
• Redução na focalização de objetos • Redução da tolerância à claridade • Redução da capacidade de distinguir cores	• Redução da capacidade de sentir cheiro	• Redução da capacidade de ouvir sons em alta frequência • Redução de compreensão de sons de baixa frequência	• Redução da capacidade de paladar doce • Redução da capacidade degustativa	• Redução da sensibilidade do tato

Fonte: Elaborado com base em Barsano; Barbosa; Gonçalves, 2014.

As alterações no paladar e no olfato afetam o equilíbrio nutricional, visto que reduzem a capacidade de apreciar os alimentos, trazendo, assim, alterações na quantidade de ingestão deles. No caso das alterações da audição e da visão, os impactos são no âmbito social, uma vez que se torna mais complicado estabelecer um diálogo pela dificuldade de reconhecimento facial ou mesmo de escuta, levando ao isolamento social.

A redução sensorial, portanto, também está relacionada à qualidade de vida das pessoas idosas, pois traz consequências sociais e físicas quando o processo de envelhecimento não é bem conduzido (Carmona, 2016).

Há ainda alterações no trato digestório, como explicam Barsano, Barbosa e Gonçalves (2014, p. 40):

> Na idade mais avançada, o pâncreas produz menos insulina, aumentando a glicose (açúcar) no sangue, a mucosa (parede interna) do estômago se atrofia (diminui), reduzindo a digestão e a absorção de algumas vitaminas, e ocorre também a redução na produção de prostaglandina, pepsina, fator intrínseco (B12), muco e bicarbonato de sódio, aumentando o risco de crescimento da bactéria Helycobacter pylori e de fungos. O intestino se movimenta menos, provocando constipação intestinal (intestino preso), e a capacidade de absorção de cálcio e das vitaminas B6 e B12 pelo intestino também fica prejudicada. O fígado passa a receber menos fluxo sanguíneo, prejudicando a metabolização de vários medicamentos. Há diminuição da secreção de albumina, glicoproteínas, colesterol e ácidos biliares.

Outras alterações importantes estão relacionadas aos músculos e os ossos, que, como sabemos, proporcionam ao nosso corpo a capacidade de sustentação e de força. Com o envelhecimento, há uma "diminuição no comprimento, elasticidade e número de fibras. Também é notável a perda de massa muscular e elasticidade dos tendões e ligamentos (tecidos conectivos) e da viscosidade dos fluidos sinoviais" (Fechine; Trompiere, 2012, p. 117-118).

Essa mudança no sistema musculoesquelético pode ocasionar redução da densidade óssea, causando doenças como osteoporose, e a diminuição da força muscular, levando a problemas cardíacos e de mobilidade. A promoção da saúde para minimizar os impactos no envelhecimento nesse sistema é a prática de atividade física durante a fase adulta, bem como uma alimentação rica em cálcio (Marchi Netto, 2004).

Agora que abordamos de modo geral as alterações biológicas decorrentes do envelhecimento, vamos tratar das alterações psicológicas.

1.3 Envelhecimento psicológico e social

As peculiaridades do envelhecimento só podem ser compreendidas pela relação existente entre os diferentes aspectos cronológicos, biológicos, psicológicos e sociais desse processo. Essa inter-relação se estabelece de acordo com as condições da cultura na qual o indivíduo está inserido. Condições históricas, culturais, econômicas, políticas e geográficas geram diferentes representações sociais no envelhecimento. Existe uma relação entre a concepção de envelhecimento em uma sociedade e as atitudes em relação às pessoas que estão envelhecendo (Papaléo Netto, 2022).

O envelhecimento psicológico é inevitável, mas não é o mesmo para todos, pois a forma como cada pessoa encara as dificuldades e os dilemas da vida influenciará esse processo e está relacionada à idade psicológica.

Schneider e Irigaray (2008, p. 591, citando Hoyer e Roodin), definem idade psicológica como

> as habilidades adaptativas dos indivíduos para se adequarem às exigências do meio. As pessoas se adaptam ao meio pelo uso de várias características psicológicas, como aprendizagem, memória, inteligência, controle emocional, estratégias de *coping* etc. Há adultos que possuem tais características psicológicas com graus maiores que outros e, por isso, são considerados "jovens psicologicamente", e outros que possuem tais traços em graus menores e são considerados "velhos psicologicamente".

As características do envelhecimento psicológico são casos de perda de memória e de dificuldade de aprendizado e de concentração, quando comparadas às capacidades de anos anteriores. De modo geral, esse tipo de envelhecimento está relacionado à dificuldade de adaptação, que diz respeito ao seu papel na sociedade e no seio familiar. Isso faz com que a pessoa idosa deixe de ser produtiva e, consequentemente, que haja uma expressiva redução da capacidade cognitiva, ocasionada pela depressão, pelo uso de medicamentos e pelo estilo de vida (consumo de álcool, drogas etc.).

O fato de não conseguir se adaptar pode levar à não aceitação dessa condição, fazendo com que apareçam sentimentos negativos de impotência, que irão impactar a autoestima e a autoimagem (Barsano; Barbosa; Gonçalves, 2014; Schneider; Irigaray, 2008).

Os problemas ocasionados pelo envelhecimento psicológico estão muito mais ligados às questões comportamentais e sociais do que a fatores próprios do envelhecimento, visto que a pessoa idosa não perde a capacidade de raciocínio, nem mesmo há perda intelectual. Em alguns casos, isso pode ocorrer, mas não será em decorrência da idade do indivíduo, e sim das patologias adquiridas. Sobre esse tema, Barsano, Barbosa e Gonçalves (2014, p. 61) explicam que

> a qualidade da saúde mental depende do equilíbrio entre o indivíduo e seu meio ambiente externo e interno. Apesar de as características orgânicas também serem relevantes, são os fatores psicossociais que podem desestabilizar seu "eu" em relação ao mundo que se apresenta. Definindo melhor, fatores psicossociais são aqueles fatores que afetam uma pessoa psicológica ou socialmente.

Antes de tratarmos sobre o envelhecimento social, é importante explicar o conceito de **idade social**, caracterizada pela adoção de hábitos e *status* social pelo indivíduo para que possa cumprir papéis sociais ou expectativas relacionadas às pessoas de sua idade, em sua cultura e em seu grupo social.

Schneider e Irigaray (2008, p. 590) afirmam que "um indivíduo pode ser [considerado] mais velho ou mais jovem dependendo de como se comporta dentro de uma classificação esperada para sua idade em uma sociedade ou cultura particular". Os autores destacam que a medida da idade social é composta por desempenhos individuais de papéis sociais e envolve características como tipo de vestimenta, hábitos e linguagem, bem como respeito social por parte de outras pessoas em posições de liderança (Schneider, Irigaray, 2008).

O **envelhecimento social**, por sua vez, é entendido como uma sucessão de alterações dos papéis sociais. Nesse processo, esperamos que o comportamento das pessoas idosas corresponda aos papéis sociais que lhe forem determinados, como os graduados por idade e considerados típicos dessa fase da vida. Estamos nos referindo, por exemplo, a padrões de vestimenta e de fala esperados das pessoas em diferentes idades, e ao *status* social, que também irá variar de acordo com essas diferenças e com a idade (Papaléo Netto, 2022; Schneider, Irigaray, 2008).

É essencial que a sociedade reconheça que, embora não tenha mais a agilidade de uma pessoa jovem, a pessoa idosa acumula experiência e conhecimento que podem ser aproveitados pelas gerações mais novas. Essa falta de compreensão faz com que a pessoa idosa perca seus papéis na sociedade (chefe de família, trabalhador, cidadão etc.) e se torne um simples espectador. A família é uma grande aliada para minimizar os impactos do envelhecimento psicológico, pois pode acolher essas pessoas nessa fase da vida fazendo com que se sintam produtivas e incluídas nas decisões familiares. O tema da inclusão das pessoas idosas na sociedade já vem de longa data, e diversos direitos foram adquiridos, mas ainda há muito o que se conquistar.

1.4 Teorias do envelhecimento

Atualmente, diversas teorias são propostas para explicar a origem do fenômeno do envelhecimento, cada uma com seu conjunto de conceitos, fatos e indicadores. Essa variedade de teorias resulta dos vários pontos de controvérsia que surgem ao estabelecermos os fatores envolvidos no processo de envelhecimento e no próprio entendimento desse fenômeno complexo. Muitas teorias formuladas se apoiam em uma alteração biológica isolada, sem considerar a noção de complexidade e de integridade, condições que caracterizam o envelhecimento (Fries; Pereira, 2011; Papaléo Netto, 2022).

O envelhecimento humano tem sido tema de muitas discussões, pois a população idosa está se tornando a mais expressiva da pirâmide etária, além do fato do aumento da longevidade. Por essa razão, muitos estudos vêm sendo desenvolvidos em busca de mais compreensão sobre esse processo, que é natural, mas ainda intriga os cientistas.

Fries e Pereira (2011) apontam as seguintes:

- teoria genética;
- teoria imunológica;
- teoria do acúmulo de danos;
- teoria das mutações;
- teoria do uso e desgaste;
- teoria dos radicais livres.

A teoria **genética** "tenta explicar o fenômeno da senescência como decorrente de erros no material genético durante o desenvolvimento celular, em que os mecanismos de reparo, embora existentes, não corrigem os erros ou o fazem de maneira ineficiente" (Lustri; Morelli, 2007, p. 38). O resultado disso é o mau funcionamento desses genes.

Vale ressaltar que essa teoria não obteve sucesso total em virtude da dificuldade de avaliação experimental decorrente da imensa variável existente, entretanto, isso não impede que estudos continuem sendo feitos, os quais auxiliam no processo de compreensão do envelhecimento e conseguem apontar formas de envelhecer com qualidade (Fries; Pereira, 2011).

A teoria **imunológica** se baseia na redução da eficiência do sistema imune, levando o indivíduo a se tornar mais vulnerável às agressões, causando o envelhecimento. De acordo com Fries e Pereira (2011, p. 509), ela "postula que a diminuição da resposta imune estaria relacionada ao envelhecimento do timo, órgão central no desenvolvimento e diferenciação de Linfócitos T". Essa teoria não foi comprovada e continua baseando alguns estudos, sua limitação é a dificuldade de comprovação e sua alegação esbarra no fato de que alterações imunitárias podem ser consequências em vez de causas do envelhecimento.

A teoria do **acúmulo de danos** é descrita por Fries e Pereira (2011, p. 509) da seguinte forma:

> Segundo a Teoria do Acúmulo de Danos ou também denominada Erro Catástrofe, a principal causa do envelhecimento seria o acúmulo de moléculas defeituosas provenientes de falhas no reparo e na síntese de moléculas intracelulares com o avanço da idade, o que repercutiria na perda progressiva da função do organismo. As falhas de reparo e síntese seriam oriundas

de erros na transcrição do RNA e sua tradução em proteínas, gerando uma elevação na concentração de proteínas modificadas e não funcionais. [...] o motivo pelo qual essas proteínas inativas surgem é devido a erros na síntese enzimática principalmente de polimerases, responsáveis pela síntese de RNA a partir da transcrição do DNA.

Evidências em pesquisas apontam, entretanto, que essa teoria não se sustenta devido aos resultados encontrados que contradizem os expostos nela.

A teoria das **mutações** defende que as alterações nos cromossomos tornariam as células incapazes de cumprir suas funções biológicas, o que resultaria na ineficiência dos tecidos, ocasionando o processo de envelhecimento. Essa proposição ainda não reúne uma quantidade razoável de pesquisas que a comprovem, assim, não tem fundamentação suficiente, mas permanece em estudo (Fries; Pereira, 2011).

Por sua vez, a teoria do **uso e desgaste** remete à "ideia de que o envelhecimento seja o resultado do acúmulo de agressões ambientais do dia a dia, as quais ocasionariam a diminuição da capacidade do organismo em recuperar-se totalmente" (Fries; Pereira, 2011, p. 510). Ela não se mostra relevante no esforço de compreensão do envelhecimento, visto que existem fragilidades em sua construção.

Por fim, a teoria dos **radicais livres** (RLs) é a mais aceita até o momento. Foi criada em 1956, mas ganhou expressividade na década de 1980. Ela defende a ideia de que "o envelhecimento normal seria resultado de danos intracelulares aleatórios provocados pelos RLs, moléculas instáveis e reativas, que atacariam as diferentes biomoléculas do organismo em busca de estabilidade" (Fries; Pereira, 2011, p. 511). Existem, no entanto, diversas discussões acerca dessa teoria.

Silva e Ferrari (2011, p. 441) defendem que "nem sempre os idosos ou animais envelhecidos apresentam maior estresse oxidativo que os jovens". Isso denota que as teorias, apesar de promissoras, pouco podem comprovar, por isso o processo de envelhecimento permanece sendo uma incógnita para os cientistas.

Para saber mais

O envelhecimento populacional é uma realidade em todos os países. Esse aumento no número de pessoas idosas demanda ações para atender às suas diversas necessidades. As políticas públicas, aliadas às gestões das mais diversas áreas, têm como objetivo proporcionar a essas pessoas mais qualidade de vida e autonomia.

Para complementar seus estudos a respeito dessa temática, sugerimos a leitura do artigo "Políticas públicas e idoso", de autoria de Maria das Graças Lira Oliveira.

OLIVEIRA, M. das G. L. Políticas públicas e idoso. **Portal do Envelhecimento**. Disponível em: <http://www.portaldoenvelhecimento.com/acervo/pforum/eqvspp1.htm>. Acesso em: 27 out. 2024.

Síntese

Neste capítulo, vimos que o ciclo da vida humana é constituído por diversas fases, cada uma com suas características e seus desafios. Compreender o envelhecimento biológico é essencial, pois ele envolve mudanças fisiológicas e funcionais no corpo no decorrer do tempo, desde o nascimento até a morte. Como explicamos, identificar as alterações decorrentes desse processo, como a diminuição da capacidade regenerativa e o aumento da suscetibilidade a doenças crônicas, é crucial para melhor lidar com o envelhecimento.

Além do aspecto biológico, tratamos do envelhecimento psicológico e do social. Eles abrangem mudanças cognitivas, emocionais e das relações sociais que impactam a qualidade de vida das pessoas idosas, portanto também são significativos. Conhecer essas dimensões ajuda a entender melhor as necessidades e os desafios enfrentados pela população idosa.

Por fim, citamos algumas teorias do envelhecimento que já foram propostas para explicar esse processo, como a teoria dos radicais livres, que sugere que o acúmulo de danos causados por espécies reativas de oxigênio contribui para o envelhecimento, e outras que consideram fatores genéticos, ambientais e sociais. Ressaltamos que uma compreensão abrangente das teorias do envelhecimento permite uma visão mais completa e integrada desse fenômeno complexo.

Questões para revisão

1. Diversas teorias são propostas para explicar a origem do fenômeno do envelhecimento. Qual delas é considerada a mais aceita até o momento para explicar esse fenômeno? Explique o que ela defende.
2. Com base no conteúdo do capítulo, defina idade social.
3. Assinale a alternativa que indica as alterações de maior impacto na qualidade de vida das pessoas idosas:
   a) A redução da estatura e da massa muscular não afeta significativamente a mobilidade das pessoas idosas, portanto não há necessidade de adaptações nos ambientes físicos.

b) Alterações na pele, como perda de elasticidade e aumento de manchas senis, contribuem positivamente para a autoestima e o bem-estar das pessoas idosas.

c) Mudanças no paladar e no olfato não têm impacto na ingestão de alimentos pelas pessoas idosas, sendo um aspecto secundário no envelhecimento.

d) As alterações sensoriais, como redução da audição e da visão, podem levar ao isolamento social e à dificuldade de interação, afetando a inclusão das pessoas idosas na sociedade.

e) A diminuição da densidade óssea e da força muscular não influencia a saúde cardiovascular das pessoas idosas, não sendo necessário o incentivo à prática regular de atividade física.

4. No contexto do envelhecimento populacional e de suas características biológicas, sociais e culturais, assinale a alternativa correta sobre as implicações do processo de envelhecimento:

a) O envelhecimento biológico é um processo uniforme e irreversível, afetando todos os indivíduos da mesma forma, independentemente de suas experiências de vida.

b) A redução da estatura e da massa muscular não impacta a capacidade funcional das pessoas idosas, sendo um aspecto secundário no envelhecimento.

c) A idade cronológica é o único fator determinante para o aparecimento de doenças crônicas nas pessoas idosas, desconsiderando outros aspectos como estilo de vida e fatores genéticos.

d) O envelhecimento pode ser compreendido como um processo dinâmico e multifacetado, influenciado por aspectos biológicos, psicológicos, sociais e culturais ao longo da vida.

e) As alterações físicas durante o envelhecimento não têm impacto na qualidade de vida das pessoas idosas, que é determinada apenas pela presença ou pela ausência de doenças.

5. Assinale a alternativa que apresenta a sequência correta das fases do ciclo vital humano:
   a) Infância, adolescência, velhice, morte, gestação.
   b) Gestação, infância, adolescência, adulta, velhice.
   c) Gestação, infância, adolescência, adulta, morte.
   d) Infância, adolescência, adulta, velhice, morte.
   e) Gestação, infância, adulta, velhice, morte.

Questões para reflexão

1. Na sua perspectiva, por que as teorias do envelhecimento ainda não alcançaram uma compreensão completa e consensual desse fenômeno complexo?
2. Considerando qualidade de vida e inclusão social das pessoas idosas, aponte medidas que promovem um envelhecimento mais saudável e inclusivo na sociedade contemporânea brasileira.
3. Você considera que as experiências moldam não apenas o desenvolvimento durante as fases da infância, adolescência e idade adulta, mas também influenciam a forma como enfrentamos o envelhecimento e suas consequências? Justifique sua resposta.

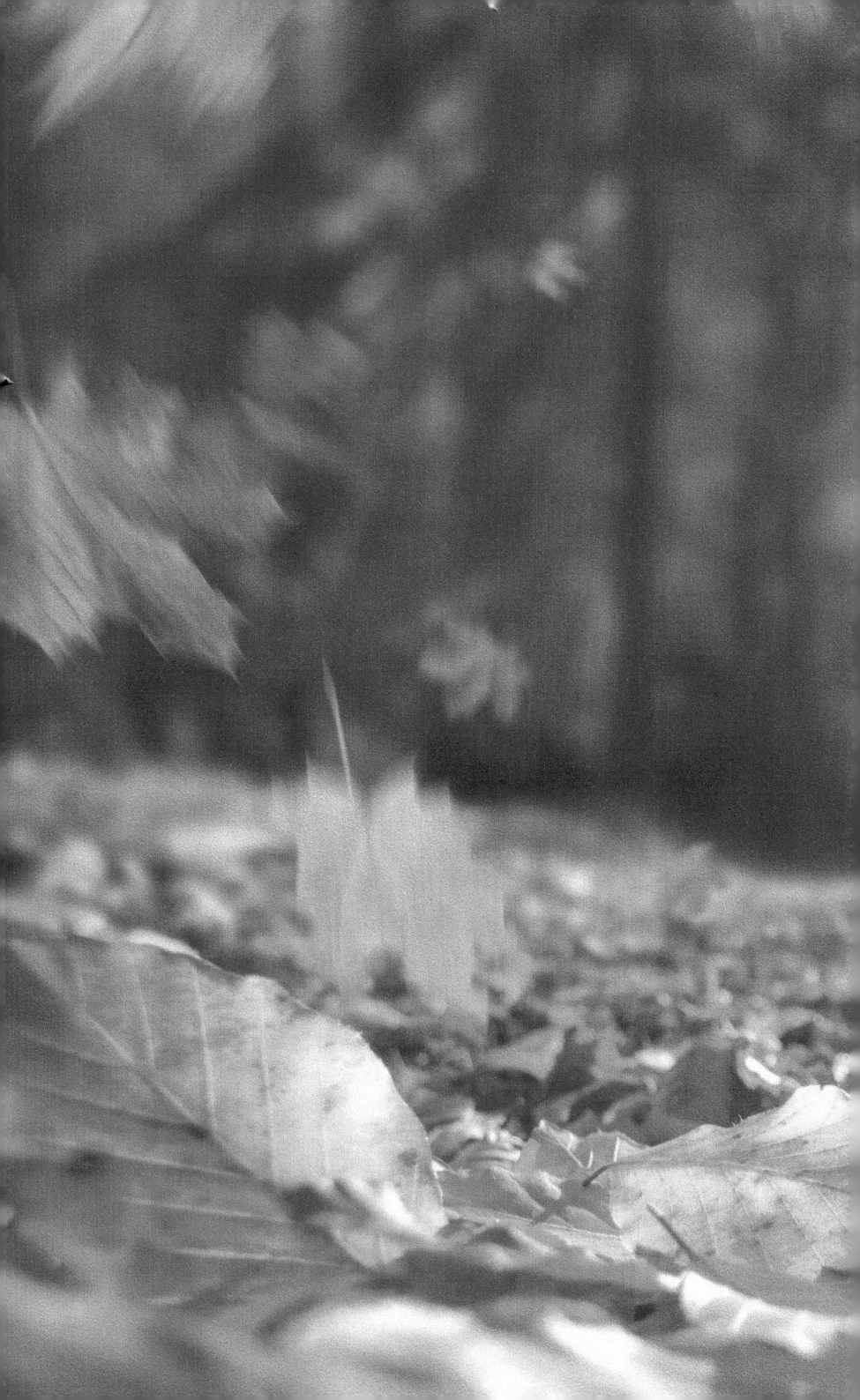

Capítulo 2
Envelhecimento humano

Conteúdos do capítulo

- Aspectos históricos relacionados ao envelhecimento.
- Especialidades médicas relacionadas ao envelhecimento.
- Atuação do geriatra e do gerontólogo.

Após o estudo deste capítulo, você será capaz de:

1. reconhecer os aspectos históricos do envelhecimento humano;
2. explicar a diferença entre geriatria e gerontologia;
3. identificar as ações da gerontologia social;
4. reconhecer a atuação da gerontologia e da geriatria preventiva.

2.1 Aspectos históricos relacionados ao envelhecimento

O envelhecimento populacional pode ser explicado por dois fatores principais: 1) aumento da expectativa de vida e 2) queda da taxa de fecundidade. Com o passar dos anos, a expectativa de vida global aumentou expressivamente: na década de 1950, por exemplo, ela era de 46,8 anos; em 2015, passou para 70,4 anos; a projeção para 2030 é de 74,5 anos (Reis; Barbosa; Pimentel, 2016).

A queda das taxas de fecundidade e de mortalidade, associada ao aumento da expectativa de vida da população, está relacionada aos inúmeros avanços tecnológicos no setor da saúde. Esses avanços proporcionaram formas mais eficientes tanto na prevenção quanto no tratamento de doenças, permitindo melhores condições de saúde e de qualidade de vida à sociedade. Esses fatores, determinantes nesse processo, ocasionaram, por um lado, impactos positivos na longevidade e, por outro, efeitos econômicos desafiadores.

Toda essa evolução demográfica das sociedades identificada nas últimas décadas, comumente, é retratada em quatro etapas. Na primeira, tanto a taxa de natalidade quanto a de mortalidade são elevadas, gerando baixo crescimento populacional. A pirâmide etária apresentará, nesse caso, muitas crianças e poucas pessoas idosas. Na segunda etapa, há a queda da mortalidade infantil aliada às elevadas taxas de fertilidade, ocasionando o crescimento populacional (He; Goodkind; Kowal, 2016; Reis; Barbosa; Pimentel, 2016).

Na terceira etapa, identificamos uma queda na taxa de fertilidade, que provoca estreitamento da base da pirâmide e aumento na média de idade da população. Na quarta etapa, tanto a mortalidade quanto a fertilidade são baixas e estáveis, tornando o crescimento populacional estabilizado. Em decorrência disso, a estrutura etária é quase retangular, prevalecendo a maior proporção de pessoas idosas e caracterizando o envelhecimento populacional (He; Goodkind; Kowal, 2016; Reis; Barbosa; Pimentel, 2016).

O aumento da população idosa no mundo impulsionou a evolução das pesquisas relacionadas ao envelhecimento e colocou o tema em pauta em diversas áreas. Os atuais estudos sobre o envelhecimento buscam compreendê-lo nos mais diversos âmbitos, a fim de auxiliar na formulação de políticas públicas para manutenção do bem-estar e da qualidade de vida elevada dessa população.

A implementação de políticas públicas específicas para cada etapa do ciclo de vida e o olhar atento da sociedade para as pessoas idosas parecem ser ações naturais que sempre estiveram em discussão, mas essa não foi a realidade por muitos anos, como podemos identificar na explicação de Silva (2008, p. 156):

> O surgimento de categorias etárias relaciona-se intimamente com o processo de ordenamento social que teve curso nas sociedades ocidentais durante a época moderna. De acordo com Hareven (1995), até o início do século XIX fatores demográficos, sociais e culturais combinavam-se de tal modo que as sociedades pré-industriais não procediam à separação nítida ou a especializações funcionais para cada idade. A diversidade de idades entre as crianças de uma mesma família, a ausência da regulamentação de um tempo específico para o trabalho e a coabitação de famílias extensas são apenas alguns dos fatores que, em conjunto, não favoreciam a fragmentação do curso da vida em etapas determinadas.

O reconhecimento das especificidades das diferentes fases de vida é fundamental para "definir, por meio de características de conduta, crenças, hábitos corporais e ideais de satisfação, a experiência de 'habitar' cada uma dessas etapas da vida" (Silva, 2008, p. 157). Os conhecimentos adquiridos e as experiências vivenciadas em cada fase de vida refletirão no adulto e na pessoa idosa que cada indivíduo irá se tornar.

Contudo, a distinção das fases de vida passou a ser observada e reconhecida somente no final do século XIX, quando cada faixa etária recebeu sua própria identidade e teve reconhecida a necessidade de enquadramento etário. Assim, ao mesmo tempo em que a sociedade despertou para a necessidade e a importância de compreendermos melhor a infância, tornaram-se claras também a necessidade e a relevância de compreendermos as pessoas idosas.

Antes disso, por anos, prevaleceu a segregação de grupos etários, bem como das responsabilidades a respeito deles.

O investimento em mais conhecimento na área médica e a instauração de planos previdenciários, como aposentadoria, foram algumas das mudanças decorrentes do reconhecimento das necessidades dos indivíduos em cada fase de sua vida. Esse investimento relacionado ao processo de envelhecimento trouxe à tona a necessidade de nova percepção desse processo.

Antes, a medicina lidava com a morte como "um obstáculo a ser superado e [com] a longevidade, principalmente nos casos excepcionais de centenários, como um evento tanto fantástico e mágico quanto revelador da racionalidade própria do corpo humano" (Silva, 2008, p. 158). Atualmente, prevalece o conceito de que a morte é apenas o "resultado de doenças específicas da velhice; a longevidade possui limites biológicos insuperáveis; a velhice é a etapa necessária da vida na qual o corpo se degenera" (Silva, 2008, p. 158).

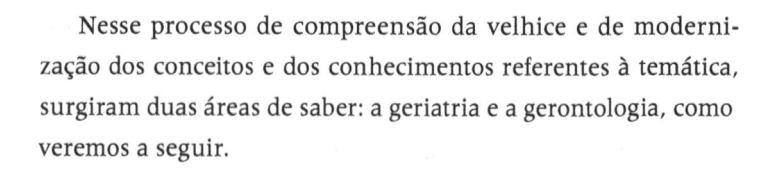

Nesse processo de compreensão da velhice e de modernização dos conceitos e dos conhecimentos referentes à temática, surgiram duas áreas de saber: a geriatria e a gerontologia, como veremos a seguir.

2.2 Geriatria

Em face do aumento da expectativa de vida dos indivíduos e das especificidades da população no que diz respeito à saúde, no início do século XX, surgiu a geriatria. Os avanços da medicina e a consequente melhoria das condições de vida nos anos 1900 trazem a necessidade de uma abordagem médica especializada. Nesse contexto, o médico Ignatz Leo Nascher, considerado o pai da geriatria, publica, em 1914, seu livro *Geriatrics: The Diseases of Old Age and Their Treatment* (em tradução livre, *Geriatria: as doenças da velhice e seu tratamento*) e, posteriormente, cria uma entidade focada especificamente nessa especialidade: a Sociedade de Geriatria de Nova Iorque.

Ignatz Nascher foi pioneiro ao estabelecer as bases clínicas para a identificação da velhice. Fisiologista, ele apontou as características biológicas das pessoas idosas e os tratamentos médicos e utilizou, pela primeira vez, o termo *geriatria*, junção dos termos gregos *ger(o)n*, que significa *velho*, e *iatrikos*, que significa tratamento (Silva, 2008; Rodrigues; Rauth; Terra, 2016).

Outro aspecto importante que impulsionou o desenvolvimento da geriatria foram as mudanças, nas últimas décadas, quanto à compreensão sobre o processo de envelhecimento, que fez nascer a necessidade de um profissional especializado no estudo da saúde na terceira idade, visto que essa etapa da vida tem suas peculiaridades e, por isso, demanda abordagens diferentes daquelas aplicadas em outras fases do ciclo de vida.

Assim, a geriatria é a especialidade médica que atua preponderantemente com pessoas idosas e na promoção do envelhecer saudável, no tratamento e na reabilitação da pessoa idosa (SBGG, 2024c).

Pereira, Schneider e Schwanke (2009, p. 160) complementam essa definição ao explicar que a geriatria é a "especialidade médica responsável pelos aspectos clínicos do envelhecimento e pelos amplos cuidados de saúde necessários às pessoas idosas". Atualmente, essa especialidade médica "se integra na área da gerontologia com o instrumental específico para atender aos objetivos da promoção da saúde, da prevenção e do tratamento das doenças, da reabilitação funcional e dos cuidados paliativos [...]" (SBGG, 2024c).

Em que pese todas as mudanças e avanços, a área enfrenta a deficiência no número de profissionais. O Brasil contava, em 2019, com mais de 1.400 geriatras, um número expressivo, mas que não atende à demanda da população, pois são 24 mil idosos para cada médico especialista. Segundo a Organização Mundial da Saúde (OMS), o ideal seria um geriatra para cada mil pessoas idosas. Se considerarmos os registrados no Cadastro Nacional de Estabelecimentos de Saúde (CNES), esse número reduz ainda mais (869 profissionais) (Ferreira, 2019).

Essa desproporção decorre da falta de planejamento do país para a realidade que se desenha à frente. Se, atualmente, o déficit de profissionais é grande, com o passar dos anos, será ainda maior, pois a tendência é que a população idosa aumente expressivamente. Alguns especialistas apontam que a deficiência de profissionais qualificados atuantes na área está também relacionada com os currículos universitários, porque eles não enfatizam os cuidados com a população idosa, mas apenas as fases anteriores do ciclo vital (Ferreira, 2019).

2.3 Gerontologia

Na década de 1940, com o surgimento dos programas acadêmicos e dos institutos de pesquisa dedicados ao envelhecimento, o campo de estudo da gerontologia passou a se estruturar. Em 1945, foi fundada a Sociedade Gerontológica da América, uma organização que fomentou o desenvolvimento da gerontologia. Esse campo é fundamental para compreender as mais variadas dimensões do envelhecimento e para desenvolver intervenções que possam proporcionar o envelhecimento saudável e ativo.

Ainda em 1903, Elie Metchnikoff defendeu a ideia da criação dessa nova especialidade, mas a gerontologia teve um processo de reconhecimento mais lento. Segundo Silva (2008), esse atraso ocorreu em razão da limitação das intervenções médicas que prolongassem a vida, situação que foi se alterando ao longo do século XX, dando abertura para que novas ciências fizessem parte de sua estrutura.

Assim, com essa junção de áreas, a gerontologia passou a ser aceita como disciplina científica atrelada à área de saber multidisciplinar.

Segundo Paúl (2012, p. 1):

> A Gerontologia é uma nova área científica dedicada ao estudo do envelhecimento humano e das pessoas mais velhas. Corresponde a uma visão integrada do envelhecimento que agrega os contributos de várias áreas científicas, como a Biologia, a Psicologia e a Sociologia, para citar apenas algumas, mas que se constitui como novo campo do saber, ao criar abordagens e modelos explicativos sobre o ser humano e o seu curso de vida.

Sua etimologia vem dos termos gregos *gero*, que significa "envelhecimento", e *logia*, que significa "estudo". Logo, se geriatria é o tratamento do velho, a gerontologia é o estudo do envelhecimento.

Pereira, Schneider e Schwanke (2009, p. 158) a definem assim:

> Campo multiprofissional e multidisciplinar que visa à descrição e explicação das mudanças típicas do processo de envelhecimento e de seus determinantes genético-biológicos, psicológicos e socioculturais. Abrange aspectos do envelhecimento normal e patológico. A Gerontologia é intrinsecamente interdisciplinar, pois o processo de envelhecimento permeia todos os aspectos da vida.

Corroborando o exposto, a Sociedade Brasileira de Gerontologia e Geriatria (SBGG) conceitua a gerontologia como "estudo do envelhecimento nos aspectos – biológicos, psicológicos, sociais e outros. Os profissionais da Gerontologia têm formação diversificada, interagem entre si e com os geriatras" (SBGG, 2024a).

A SBGG salienta ainda a interdisciplinaridade da área quando explica que a gerontologia é um "campo científico e profissional dedicado às questões multidimensionais do envelhecimento e da velhice, tendo por objetivo a descrição e a explicação do processo de envelhecimento nos seus mais variados aspectos" (SBGG, 2024a).

Entre as suas diversas formas de atuação, destacamos a **prevenção**, que visa antever os possíveis problemas decorrentes da idade avançada, propondo ações que minimizem os desconfortos causados pelas doenças comuns das pessoas idosas; a **ambientação**, que propõe a adequação ambiental para que as pessoas idosas possam se locomover com mais facilidade, visando melhorar a qualidade de vida; a **reabilitação**, que "propõe intervenções quando ocorreram perdas que são resgatáveis e, quando irreversíveis, orienta a criação de condições individuais e ambientais para uma vida digna" (SBGG, 2024a); e, por fim, os **cuidados paliativos**, com propostas de intervenções que minimizem o sofrimento humano e promovam o bem-estar ao paciente e aos familiares, nos casos de doenças progressivas e irreversíveis.

Como vemos, a gerontologia atua de modo abrangente, por isso se relaciona com diversas áreas do conhecimento, como descrito na Figura 2.1.

Figura 2.1 – Áreas relacionadas à gerontologia

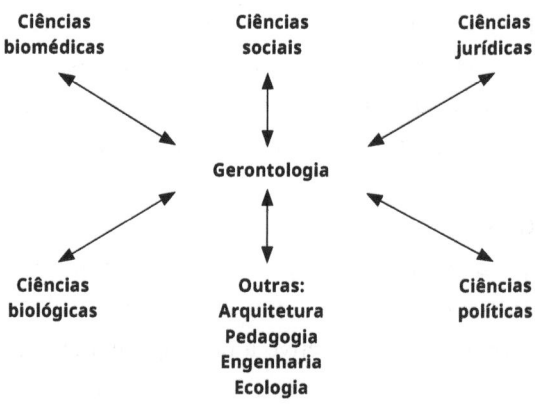

Gerontologia - Ciência multidisciplinar

```
        Ciências              Ciências              Ciências
       biomédicas              sociais              jurídicas
            ↘                     ↕                     ↙
                          Gerontologia
            ↗                     ↕                     ↖
        Ciências              Outras:               Ciências
       biológicas            Arquitetura           políticas
                             Pedagogia
                             Engenharia
                              Ecologia
```

Fonte: Rodrigues; Rauth; Terra, 2016, p. 15.

Com base na Figura 2.1, podemos dizer que existem três grandes áreas dentro da gerontologia, o que nos permite considerar que ela se organiza em três ramos diferentes: a **gerontologia biomédica**, que avalia o envelhecimento do ponto de vista molecular e celular, analisando os aspectos fisiológicos, genéticos etc.; a **geriatria**, que vimos na seção anterior, uma especialidade médica voltada para o cuidado à pessoa idosa; e a **gerontologia social**, tema da próxima seção.

2.4 Gerontologia social

Os primeiros relatos sobre gerontologia social datam de meados do século XX, com Clarck Tibbits, que tinha o intuito de destacar a área da gerontologia que trata as questões sociais e socioculturais envolvidas no envelhecimento.

A gerontologia social é um campo de estudo do envelhecimento no contexto social. Ela trata da saúde da pessoa idosa não apenas pela perspectiva médica, mas principalmente pela perspectiva social que diz respeito a esse indivíduo. Ela atua com as questões psicológicas, sociológicas e psicocomportamentais envolvidas no processo de envelhecimento.

Essa área da gerontologia passou a se destacar na segunda metade do século XX, em função da necessidade de entendermos as implicações sociais do envelhecimento em um contexto de mudanças demográficas globais. Assim, os estudos e as políticas nessa área objetivam melhorar a inclusão e a qualidade de vida das pessoas idosas na sociedade.

Segundo Rodrigues, Rauth e Terra (2016, p. 18):

A gerontologia social estuda as mudanças que acompanham o processo de envelhecimento do ponto de vista psicológico, sociológico e psicocomportamental, a natureza e as modalidades de adaptação do indivíduo em suas transformações e, enfim, a evolução da personalidade e da saúde mental num contexto social concreto. Estuda também o papel do ambiente, da cultura e das mudanças sociais no processo do envelhecimento, da mesma forma que as atitudes, o comportamento e as condições de vida das pessoas idosas.

A gerontologia social, portanto, ocupa-se das questões sociais, econômicas e políticas envolvidas na vida das pessoas idosas para possibilitar que envelheçam de modo saudável, com qualidade de vida. Seu propósito é oferecer, aos atores envolvidos no processo de envelhecimento (pessoa idosa, sua família e os profissionais da área), soluções para os problemas que afetem a qualidade de vida das pessoas idosas e impeçam que o envelhecimento seja bem-sucedido. Para isso, os profissionais dessa área se baseiam em uma visão multidimensional do envelhecimento (Moragas, 2017; Ribeirinho, 2018), que não se ocupa apenas do envelhecimento, mas também de suas consequências para toda a sociedade.

Por exemplo, a aposentadoria está incluída no processo de envelhecimento e é o período da vida em que a rotina do indivíduo é bastante alterada: ele passa a viver suas relações sociais de forma diferente. Nesse caso, a gerontologia social terá como foco a valorização da aposentadoria para que o isolamento social seja evitado, bem como o sedentarismo e outras situações decorrentes dela, como a diminuição do poder econômico, que também afeta a saúde da pessoa idosa.

Atualmente, a gerontologia social mantém suas raízes nos âmbitos social, econômico, político e cultural relacionados a todo o processo de envelhecimento e se mostra ainda mais necessária diante das situações cada vez mais complexas da contemporaneidade, que exigem representantes para debater, refletir, escutar e intervir em prol das pessoas idosas (Ribeirinho, 2018).

Musial (2019) defende a ampliação de políticas públicas que atendam às demandas das pessoas idosas e que esses debates não sejam restritos apenas a uma área, visto que a temática do envelhecimento abrange áreas como saúde, educação, assistência social, habitação e tantas outras.

Além disso, a gerontologia social deve atuar também no sentido de esclarecer aos outros que a velhice deve ser reconhecida como um potencial humano, desmistificando a ideia de que a pessoa idosa é dependente dos outros. Em outras palavras, a área deve quebrar os tabus que permeiam a velhice e levar a essa população expressividade social, com garantia de seus direitos sociais (Musial, 2019).

2.5 Gerontologia e geriatria preventivas

Como já explicamos, a geriatria é um dos ramos da gerontologia, e o profissional de cada uma dessas áreas promove e cuida da saúde da pessoa idosa por perspectivas diferentes: o gerontólogo analisa a questão física por meio das vertentes sociais, psicológicas, fisiológicas e espirituais relacionadas ao envelhecimento; o geriatra atenta especificamente para os aspectos físicos envolvidos no envelhecimento. Embora baseadas em perspectivas diferentes, ambas as áreas objetivam a promoção da saúde e a prevenção de doenças.

Em razão da valorização do bem-estar no processo de envelhecimento, na segunda metade do século XX, surgiu a *geriatria preventiva*, abordagem pautada na crescente evidência de que hábitos de vida saudáveis, como dieta equilibrada, exercício físico de modo regular e controle do estresse, poderiam melhorar a saúde e a qualidade de vida na terceira idade.

Assim, os programas de saúde pública e as iniciativas comunitárias têm sido essenciais para a promoção de práticas saudáveis e para a educação da população sobre a importância do cuidado preventivo.

O conceito de prevenção de doenças e promoção de saúde vem da forma como os gerontólogos compreendem o processo de envelhecimento: uma etapa, mais uma fase do ciclo da vida, que não é um período de declínio no qual a pessoa idosa deve ser privada de sua liberdade e de sua independência.

Para esclarecer em detalhes o conceito de prevenção, citamos Camargo (2018, p. 58):

> ação prévia que busca evitar ou retardar a progressão de uma enfermidade e se faz em três níveis, de acordo com a fase do processo de adoecimento em que atua. A prevenção primaria é realizada na fase anterior ao surgimento da doença e se caracteriza pela remoção de prováveis causas e fatores de risco antes que a doença tenha início, como ocorre nas campanhas de imunização e na prática de exercícios físicos. A prevenção secundária se caracteriza pela detecção de uma doença em seu estágio inicial, o que facilita o tratamento, e ocorre quando se realiza rastreamento precoce de doenças, por exemplo. A prevenção terciaria objetiva redução de danos consequentes a uma doença, como nas medidas de reabilitação.

Bonard, Moriguchi e Moriguchi (2014, p. 11) assim explicam o conceito de gerontologia preventiva:

> Atualmente, a medicina pensa na doença, mas o geriatra e o gerontólogo devem pensar em prevenir o distúrbio da função, o que significa prevenir a situação de dependência funcional. Deve-se, portanto, fazer com que o idoso tenha saúde com autonomia, independência e participação social. Esse é o verdadeiro pensamento da gerontologia preventiva.

Se pensarmos em uma pessoa idosa com 70/80 anos, as características que vamos citar são comorbidades, incapacidades, dificuldades e mortalidade. Essas três caraterísticas deixam o indivíduo vulnerável, portanto o trabalho em conjunto entre a geriatria e a gerontologia pode auxiliar a pessoa idosa a conseguir uma melhor condição física, mais ativa, independente e possivelmente com mais longevidade.

Todavia, certamente, se essa pessoa tivesse começado seu tratamento anos antes de chegar à velhice, suas condições seriam bem melhores, e é com base nisso que muitas pessoas atualmente buscam a geriatria preventiva (Bonard; Moriguchi; Moriguchi, 2014; Almeida, 2019).

Os benefícios das ações para o envelhecer saudável são comprovados quando verificamos a expectativa de vida das pessoas idosas em diferentes países. A população de países que investem em políticas públicas para atender às necessidades da população idosa no decorrer dos anos tem maior expectativa de vida em relação à de outros países que ainda engatinham nessa área (Moriguchi; Nascimento, 2016).

Atitudes como vacinação, prática de atividade física, estímulo e cultivo de hábitos alimentares saudáveis, orientação para diminuir risco e prevenir quedas são fundamentais para ampliar as possibilidades de envelhecimento com qualidade e bem-estar. Essas orientações, no entanto, não devem ser apenas de responsabilidade médica, mas também da sociedade e dos governos.

Para saber mais

Para ampliar os conhecimentos sobre promoção de qualidade de vida no envelhecimento, sugerimos a leitura do ensaio "Prevenção e promoção da saúde mental no envelhecimento:

> conceitos e intervenções", que analisa algumas ações para prevenção e promoção à saúde mental da pessoa idosa.
>
> LEANDRO-FRANÇA, C.; MURTA, S. G. Prevenção e promoção da saúde mental no envelhecimento: conceitos e intervenções. **Psicologia: Ciência e Profissão**, v. 34, n. 2, p. 318-329, abr. 2014. Disponível em: <https://www.scielo.br/j/pcp/a/GnQzV9V5t9GBYjwJxVyGYkH/?format=pdf&lang=pt>. Acesso em: 30 out. 2024.

Síntese

Neste capítulo, abordamos os principais conceitos sobre envelhecimento humano e descrevemos como a compreensão sobre ele passou por uma evolução histórica. Duas áreas de saber surgiram nesse processo de compreensão da velhice e de modernização dos conceitos e conhecimentos sobre esse tema: a geriatria e a gerontologia.

A geriatria, como explicamos, é um ramo da gerontologia e atua especificamente sobre os aspectos físicos, na promoção e no cuidado de saúde da pessoa idosa. A gerontologia trabalha com outros aspectos que envolvem o bem-estar das pessoas idosas, sua relação com a sociedade, a cultura, a psicologia e a espiritualidade.

Ainda, ressaltamos que a geriatria é uma especialidade médica que atua nas doenças de pessoas idosas, preocupando-se em prolongar a vida com saúde. Já a gerontologia é a ciência que estuda o processo do envelhecimento, cuidando da personalidade e da conduta da pessoa idosa, considerando os aspectos ambientais e culturais do envelhecer. Como vemos, a gerontologia atua no processo biológico do envelhecimento e a geriatria se limita ao estudo das doenças da velhice e de seu tratamento.

Abordamos também a gerontologia social, área da mesma esfera científica da gerontologia, que se ocupa da dimensão social do processo de envelhecimento, suas implicações para a intervenção, reforçando a natureza aplicada dessa área científica.

Questões para revisão

1. Quais são os dois fatores principais que explicam o envelhecimento populacional?

2. Assinale a alternativa que indica o principal foco da geriatria, segundo a Sociedade Brasileira de Geriatria e Gerontologia:
   a) Tratamento de doenças crônicas em adultos jovens.
   b) Promoção do envelhecer saudável e da reabilitação da pessoa idosa.
   c) Pesquisa sobre doenças infecciosas.
   d) Desenvolvimento de novas vacinas para pessoas idosas.
   e) Tratamento exclusivo de doenças cardiovasculares.

3. Descreva o campo de estudo da gerontologia.

4. Assinale a alternativa que indica corretamente a função da gerontologia social:
   a) Estudar exclusivamente as doenças associadas ao envelhecimento e a seus tratamentos.
   b) Analisar o envelhecimento apenas sob a perspectiva biológica, desconsiderando os fatores sociais.
   c) Investigar as mudanças sociais, psicológicas e comportamentais que acompanham o envelhecimento, promovendo inclusão e qualidade de vida para as pessoas idosas.

d) Focar apenas na política de saúde pública voltada para as pessoas idosas, sem considerar outros fatores sociais e econômicos.

e) Limitar-se ao estudo do envelhecimento em um contexto histórico, sem preocupações com as necessidades atuais das pessoas idosas.

5. Assinale a alternativa que descreve corretamente a principal diferença entre geriatria e gerontologia:

   a) A geriatria volta-se exclusivamente para o tratamento de doenças, e a gerontologia não se preocupa com a saúde física.

   b) A geriatria atua na promoção da saúde física das pessoas idosas, e a gerontologia abrange aspectos sociais, psicológicos e espirituais do envelhecimento.

   c) A geriatria é responsável por todos os aspectos do envelhecimento, e a gerontologia é limitada às intervenções de saúde.

   d) A geriatria e a gerontologia têm exatamente os mesmos objetivos e as mesmas áreas de atuação.

   e) A geriatria é uma especialidade exclusivamente médica, e a gerontologia é apenas um campo de estudo acadêmico.

Questões para reflexão

1. Como as mudanças demográficas e a evolução tecnológica na área da saúde influenciaram o envelhecimento populacional? Quais são os principais desafios econômicos e sociais decorrentes desse processo? Com base nas respostas anteriores, discorra sobre a importância do reconhecimento de diferentes fases de vida para a criação de políticas públicas

eficazes, considerando as particularidades das necessidades e identidades de cada faixa etária.

2. Como a gerontologia social pode contribuir para a promoção da velhice ativa e digna? Em suas considerações, aborde os seguintes pontos: as principais dimensões que a gerontologia social abrange; o papel das políticas públicas na inclusão e na valorização da população idosa; como a atuação multidisciplinar pode impactar a qualidade de vida das pessoas idosas e suas famílias.

3. Considerando as diferenças entre geriatria e gerontologia, qual a importância da integração entre essas duas áreas no processo de envelhecimento saudável?

4. Como vimos neste capítulo, as políticas públicas voltadas para atender às necessidades da população idosa são fundamentais. Para verificar se os serviços disponíveis em seu município são suficientes para atender à demanda da população idosa, acesse o *site* do Instituto Brasileiro de Geografia e Estatística (IBGE) e verifique o número de pessoas idosas. Depois, acesse o Cadastro Nacional de Estabelecimentos de Saúde (CNES) para verificar os estabelecimentos e serviços disponíveis. Com base nessas informações, reflita sobre a demanda e a oferta desses serviços em seu município.

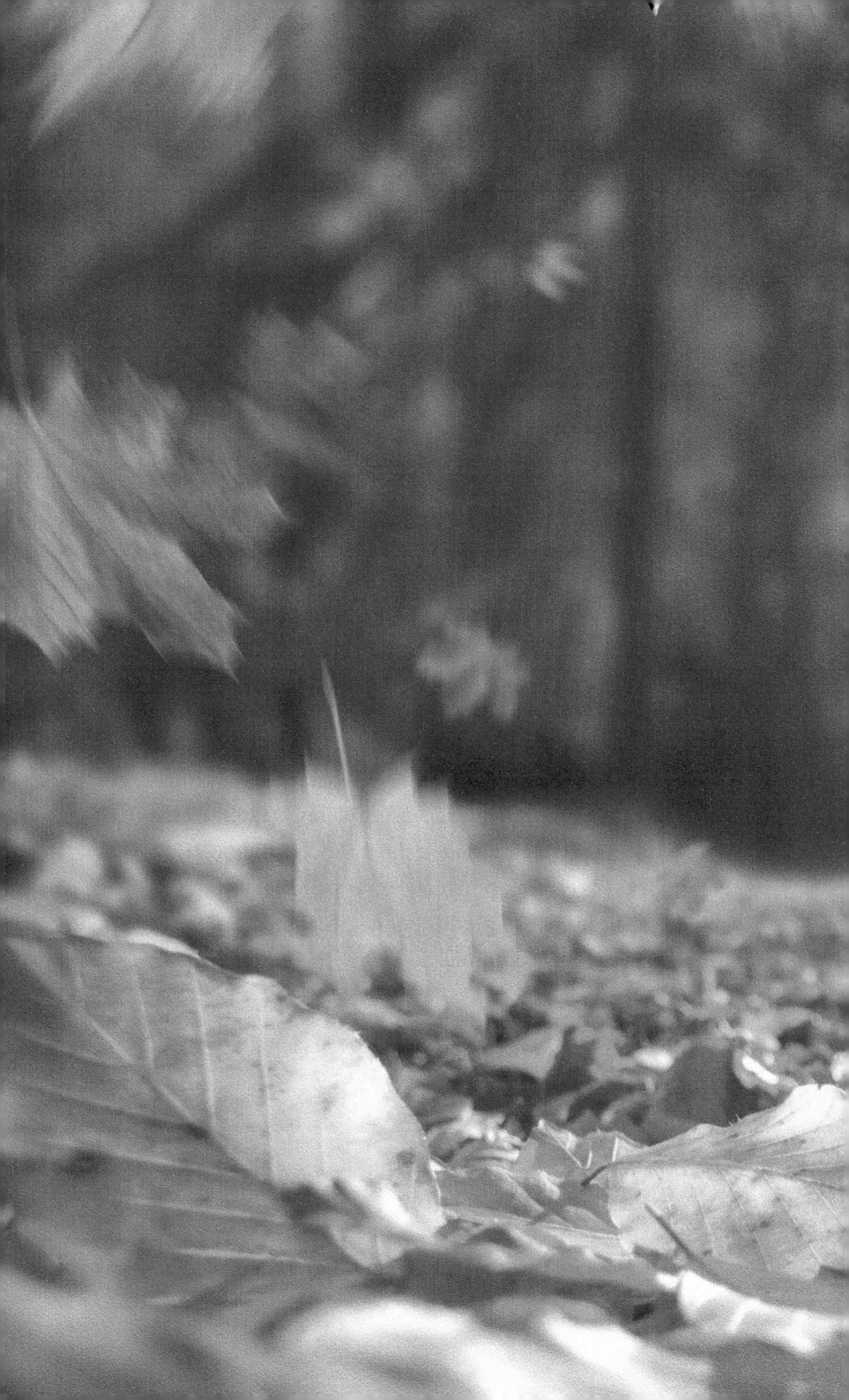

Capítulo 3
Envelhecimento e saúde da pessoa idosa

Conteúdos do capítulo

- Percepções negativa e positiva sobre o envelhecimento humano.
- Cidadania e a proteção social da pessoa idosa.
- Importância da demografia e dos dados epidemiológicos.

Após o estudo deste capítulo, você será capaz de:

1. desenvolver a percepção positiva sobre o envelhecimento;
2. definir cidadania e proteção social e sua relação com o envelhecimento;
3. reconhecer a importância das informações demográficas e epidemiológicas.

3.1 Percepção sobre o envelhecimento

Antes de iniciarmos nossa abordagem a respeito das percepções que temos sobre o envelhecimento, vamos aplicar um teste elaborado por Goldman e Faleiros (2008) para avaliarmos a nossa percepção sobre o envelhecimento.

Para isso, vamos analisar as afirmativas listadas no Quadro 3.1 e utilizar uma escala de 5 até 0 para indicar o quanto consideramos ser verdadeira a afirmativa, sendo que 5 significa mais verdadeira e 0, menos verdadeira.

Ressaltamos que não existe certo ou errado, mas como percebemos a pessoa idosa.

Quadro 3.1 – Percepções sobre o envelhecimento e as pessoas idosas

1.	Dão muita importância à religião.	5	4	3	2	1	0
2.	São mais inquietas do que os jovens.	5	4	3	2	1	0
3.	Vivem de suas lembranças.	5	4	3	2	1	0
4.	São mais sensíveis do que os outros.	5	4	3	2	1	0
5.	Esperam que seus filhos se ocupem delas continuamente.	5	4	3	2	1	0
6.	Repetem sempre as mesmas coisas.	5	4	3	2	1	0
7.	São capazes de se adaptar à mudança.	5	4	3	2	1	0
8.	Têm uma saúde frágil.	5	4	3	2	1	0
9.	Têm medo do futuro.	5	4	3	2	1	0
10.	São ricas ou estão bem financeiramente.	5	4	3	2	1	0
11.	Estão muito mais sujeitas a serem vítimas da criminalidade do que o jovem.	5	4	3	2	1	0

(continua)

(Quadro 3.1 - conclusão)

12.	A aposentadoria provoca nelas problemas de saúde e acelera o processo de morte.	5	4	3	2	1	0
13.	Passam o seu tempo jogando cartas, damas, dominó ou bingo.	5	4	3	2	1	0
14.	Preocupam-se pouco com sua aparência.	5	4	3	2	1	0
15.	Sofrem de solidão.	5	4	3	2	1	0
16.	São teimosas e chatas.	5	4	3	2	1	0
17.	Representam um peso econômico para as outras gerações.	5	4	3	2	1	0
18.	Têm tendência a se intrometer nos assuntos alheios.	5	4	3	2	1	0
19.	São menos capazes de aprender.	5	4	3	2	1	0
20.	Não têm muito interesse ou capacidade para a vida sexual.	5	4	3	2	1	0

Fonte: Goldman; Faleiros, 2008, p. 24.

Agora, vamos somar os números atribuídos a cada afirmativa e conferir qual a nossa percepção a respeito do envelhecimento e qual a de Goldman e Faleiros (2008). Quanto mais alto o resultado, maior a nossa percepção negativa a respeito do envelhecimento. Vejamos:

- Entre 75 e 100, sua adesão aos estereótipos negativos é elevada.
- Entre 50 e 75, você ainda tem tendência a ver a pessoa idosa de maneira estereotipada.
- Entre 25 e 50, você se mantém no limiar dos estereótipos.
- De 0 a 25, você tem uma percepção menos estereotipada da pessoa idosa.

E qual foi seu resultado?

Caso ele tenha sido acima de 50 pontos, não se culpe, pois nosso país ainda não está bem-preparado para lidar com o envelhecimento. Esse tema ainda é recente, portanto não houve tempo de mudanças culturais para a compreensão do envelhecer. Certamente, no decorrer de nossos estudos, sua percepção irá se alterar!

É muito comum associarmos a velhice a uma etapa da vida que se resume a patologias, solidão e morte. Essa visão vem de longa data e está enraizada culturalmente em alguns países pela concepção de que, quando chegamos à terceira idade, há uma perda dos papéis sociais, e não somente a alteração desses papéis. Essa percepção, entretanto, tem sido alterada lentamente com o passar dos anos (Jardim; Medeiros; Brito, 2006; Papaléo Netto, 2022).

Como ressaltam Jardim, Medeiros e Brito (2006), é comum que o envelhecimento e a velhice sejam tratados com base em estigmas marcantes, perpetuados por estereótipos negativos, por isso é preciso compreender a percepção das pessoas idosas sobre essa fase da vida. Em outras palavras, é necessário compreendermos como as pessoas idosas enfrentam e se posicionam nesse momento de suas vidas para reconstruir essas representações sociais.

Conhecer e valorizar a opinião das pessoas idosas sobre essa "condição" evitará que nos apoiemos em perspectivas distorcidas, e por vezes preconceituosas, daqueles que estão em fases diferentes da vida e, por isso, desconhecem as peculiaridades desse processo (Jardim; Medeiros; Brito, 2006).

O ponto de partida, como já sabemos, é compreender que o envelhecimento não é sinônimo de doença, apesar das fragilidades que a idade avançada pode trazer ao nosso organismo.

É sabido que a forma como ocorre o processo de envelhecimento em cada indivíduo tem íntima relação com seu estilo de vida antes mesmo de chegar a essa fase. Sedentarismo, má alimentação, maus hábitos comportamentais e sociais podem se agravar nessa etapa da vida e causar mais impactos naqueles com dificuldade de aceitar e adaptar-se do que em outros (Goldman; Faleiros, 2008; Papaléo Netto, 2022).

Acreditar que o processo de envelhecimento e as condições fisiológicas das pessoas idosas são homogêneos é um dos erros que distorcem nossa percepção sobre ele. Sobre isso, Jardim, Medeiros e Brito (2006, p. 27) relatam que "quando o idoso é interrogado a respeito do envelhecimento, relata histórias de vidas que positivam a velhice e mostram que é uma fase heterogênea, na qual cada idoso envelhece de forma diferente".

Um estudo desenvolvido por Faller, Teston e Marcon (2015, p. 128) aponta as diferentes percepções sobre o envelhecimento, de acordo com a nacionalidade das pessoas idosas. O resultado mostrou que "a forma de vivenciar a velhice é influenciada pela cultura da terra natal, mas guarda relação com as condições de vida (autonomia, dependência física e financeira), a valorização do trabalho, os preceitos religiosos e os laços/relações familiares" e, por fim, os autores concluem que "conceber e vivenciar a velhice, para além dos aspectos culturais, centra-se nas experiências e nas interações singulares ocorridas ao longo dos anos e que, conforme o contexto e o momento de vida, ganham contornos significativos".

Mais uma vez, percebemos que são as condições de vida ao longo de nossa existência que darão os tons de ser uma pessoa idosa, não necessariamente uma realidade deprimente de solidão, doenças psicológicas e físicas, realçadas pela incapacidade e pela falta de espaço no seio familiar.

A capacidade de se adaptar e de assumir novos papéis sociais muda a percepção de "ser velho". Prova disso são alguns exemplos do estudo de Faller, Teston e Marcon (2015). Os autores citam uma entrevistada que relatou que, desde os 50 anos, já se achava velha e que, agora, com quase 100, está muito velha; outro entrevistado, de 74 anos, afirmou que só se percebeu velho após os 70 anos; uma terceira entrevistada contou que se sentiu velha quando fez 60 anos.

Será que essa última entrevistada realmente teria esse sentimento se não fosse a marca cronológica imposta pela sociedade?

A percepção sobre a velhice muda de acordo com a cultura e a forma de vida das pessoas, mas muito se tem trabalhado para que, progressivamente, esse sentimento negativo de envelhecimento seja substituído por outro mais positivo. Entretanto, isso só será possível se as pessoas se sensibilizarem para essa causa ainda quando jovens.

Para garantir dignidade e qualidade de vida, a cidadania e a proteção social são fundamentais, pois é por meio de políticas públicas que haverá a inclusão social e o acesso à saúde, à moradia adequada e aos benefícios previdenciários. Com o envelhecimento populacional, surgem os desafios econômicos e sociais que exigem um sistema de proteção social sustentável para garantir o bem-estar de toda a população idosa.

3.2 Cidadania e proteção social

No processo de envelhecimento, cidadania e proteção social são condições essenciais para garantir a qualidade de vida digna para a população idosa.

Comumente, ouvimos falar muito de cidadania no período de eleições: "exerça sua cidadania, faça valer seu voto". Mas será que somente nesse momento é que ela se faz presente em nossas vidas? Seria o "poder" do nosso direito? São os direitos que a Constituição garante?

A cidadania diz respeito à participação ativa na vida em sociedade, às responsabilidades comunitárias, à colaboração para a construção de realidades compartilhadas a fim de lidarmos com necessidades e desejos variados que, por vezes, conflitam (Caldas; Cavalcante, 2023).

Ela pode ser descrita como a condição que define as interações entre os indivíduos e a comunidade a qual pertencem, aspirando o bem-estar comum (Mills; Waite, 2017).

Caldas e Cavalcante (2023, p. 2) explicam que cidadania "é uma concepção histórica, e seu sentido varia no tempo e no espaço: ser cidadão na Alemanha é diferente de no Brasil, já que as regras, os direitos, os deveres e a cultura se alteram tanto entre contextos geográficos diferentes como no tempo".

Ela abrange uma variedade de temas e envolve diversos conceitos, como igualdade, liberdade, inclusão, exclusão, participação, politização, direitos e obrigações, identidade compartilhada, virtude cívica e emancipação, entre outros, o que torna desafiador delimitá-la (Caldas; Cavalcante, 2023).

Caldas e Cavalcante (2023, p. 2) esclarecem que "de forma genérica, pode-se conceber cidadania como condição atrelada às relações entre indivíduos e a comunidade a que pertencem na busca pelo bem-estar coletivo".

A cidadania está sim relacionada aos nossos direitos como cidadãos, mas ela vai além:

> cidadania é a condição de acesso aos direitos sociais (educação, saúde, segurança, previdência) e econômicos (salário justo, emprego) que permitem ao cidadão desenvolver todas as suas potencialidades, incluindo a de participar de forma ativa, organizada e consciente da vida coletiva no Estado (Lima, Menezes Junior, Brzezinski, 2017, p. 2.481).

Para Monteiro e Castro (2008, p. 274), é um "como um conjunto de direitos e deveres que um sujeito possui para com a sociedade da qual faz parte. Esta cidadania está relacionada à ideia de um *status*, de um posicionamento jurídico-legal perante o Estado".

Essa ideia é corroborada por Lima, Menezes Junior e Brzezinski (2017, p. 2.482), que afirmam que sua definição tem estreita relação com a vida em sociedade e vão além defendendo que, "no campo da retórica, o conceito de cidadania é um dos mais proclamados, anunciados e prometidos, mas, no campo dos fatos, é também um dos mais negligenciados", ou seja, todos sabem que somos cidadãos, que temos direitos, e muitas promessas são feitas com base nisso, mas pouco se vê na prática e em poder do povo.

Isso ocorre em razão da falta de envolvimento da população na luta por seus direitos, uma vez que a cidadania é uma questão de prática cotidiana que deve ser retirada dos textos legais e aplicada. A cidadania pode ser considerada um acordo entre sociedade e o Estado, logo, seus ajustes são feitos por meio da presença das forças sociais. Podemos perceber isso quando analisamos a história: os direitos foram sendo consentidos ao longo dos anos em decorrência da expressão popular e social, conforme descrito na Figura 3.1.

Figura 3.1 – Evolução da cidadania e dos direitos

Século XVIII	Século XIX	Século XX	Século XXI
Liberdade e direitos políticos	Direitos sociais	Mínimos sociais, tal como a questão ambiental e outros.	Direitos decorrentes da pesquisa biológica, para garantir o patrimônio genético dos indivíduos ou grupos.

Fonte: Elaborado com base em Monteiro; Castro, 2008.

Foi por meio da luta social que os direitos foram sendo ampliados, entretanto, nem toda a sociedade está de acordo com as reivindicações dos diversos grupos que a compõem. Muitos acreditam que são prejudicados ao promover políticas sociais que não se destinam a eles. Temos de reconhecer que a cidadania implica um pacto de reconhecimento de direitos e deveres, por isso a educação em cidadania é tão importante.

Nesse contexto de direitos e deveres, destacamos o papel das famílias no âmbito da **proteção social**, visto que, mesmo com os direitos sociais sendo ampliados e com o Estado se colocando como responsável por seus cidadãos, a responsabilidade e o papel da família não podem ser subtraídos, ao contrário, devem ser fortalecidos. Essa função da responsabilidade da família para com o bem-estar de seus entes é chamada de *familismo* (Cronemberger; Teixeira, 2015).

Para compreendermos o que é proteção social, vejamos a definição de Di Giovanni (1998, citado por Cronemberger e Teixeira, 2015, p. 133):

> são formas institucionalizadas ou não que as sociedades constituem para proteger seus membros dos riscos sociais ou vicissitudes da vida em sociedade. As formas e os modos de alocação de recursos variam de um grupo social para outro, segundo critérios históricos e culturais, e estão submetidos à dimensão de poder.

Todos os povos contam, em maior ou menor grau, com sistemas de proteção social. Cada um terá a proteção social que julga ser adequada considerando suas condições econômicas e culturais. No Brasil, a proteção social iniciou com ações bem esporádicas, como a Lei n. 3.397, de 24 de novembro de 1888, a Primeira Lei de Amparo aos Empregados da Estrada de Ferro (Brasil, 1888).

No período da Primeira República, que durou de 1889 a 1930, apareceram ações bem incipientes, como associações de socorro mútuo ou do auxílio das pessoas mais abastadas da sociedade e a promulgação do Decreto n. 1.313, de 17 de janeiro de 1891, que regulamentou o trabalho infantil nas fábricas da capital federal (Brasil, 1891).

As primeiras ações realmente relevantes para a proteção social só ocorreram em 1923, com a promulgação do Decreto-Lei n. 4.682, de 24 de janeiro, conhecido como Lei Eloy Chaves, que dispunha em seu texto que: "em cada uma das empresas de estradas de ferro existentes no país, uma caixa de aposentadoria e pensões para os respectivos empregados" (Brasil, 1923).

Essa ação social não está diretamente relacionada à pessoa idosa, mas ao trabalhador, que gerava reflexos à pessoa idosa, visto que eram caixas de pensão e de aposentadoria. Essa lei foi importante para despontar a necessidade do debate sobre o tema, e assim foi feito. Entre os anos de 1930 e 1970, os direitos dos trabalhadores foram ampliados, mas, na década de 1980, essas lutas por direitos sociais se tornaram mais expressivas e inicia-se "a reivindicação por um novo padrão público de proteção social que ampliasse a cobertura para além do vínculo formal com o processo de trabalho e que propusesse como princípio a universalidade dos direitos" (Silva; Yazbek, 2014, p. 105). Foi nesse contexto que nasceu a atual Constituição Federal, em 5 de outubro de 1988.

As ações sociais relacionadas às pessoas idosas só começaram a ser implementadas a partir da década de 1990, com atuações que buscavam "garantir proteção social como direito de cidadania, principalmente àqueles idosos que não detinham os meios necessários para se autossustentarem e nem à sua família" (Silva; Yazbek, 2014, p. 107).

Em 4 de janeiro de 1994, foi promulgada a Lei n. 8.842, que dispõe sobre a Política Nacional da Pessoa Idosa (PNPI). Em seu art. 1º, cita a seguridade dos direitos sociais da pessoa idosa e se responsabiliza por criar condições para promover a autonomia, integração e participação efetiva na sociedade dessa população (Brasil, 1994).

Cinco anos mais tarde, surgiu a Política Nacional de Saúde da Pessoa Idosa, mediante Portaria Ministerial n. 1.395, de 10 de dezembro de 1999, que foi, posteriormente, regulamentada pela Portaria n. 2.528, de 19 de outubro de 2006, a qual a renomeou como Política Nacional de Saúde da Pessoa Idosa (Brasil, 2006a).

Em 1º de outubro de 2003, por meio da Lei n. 10.741, houve a promulgação do Estatuto da Pessoa Idosa, mais um marco da proteção social das pessoas idosas. Os três primeiros artigos dessa lei mencionam a quem se destina, quais os direitos e quem são os responsáveis:

> Art. 1º É instituído o Estatuto do Idoso, destinado a regular os direitos assegurados às pessoas com idade igual ou superior a 60 (sessenta) anos.
>
> Art. 2º O idoso goza de todos os direitos fundamentais inerentes à pessoa humana, sem prejuízo da proteção integral de que trata esta Lei, assegurando-se-lhe, por lei ou por outros meios, todas as oportunidades e facilidades, para preservação de sua saúde física e mental e seu aperfeiçoamento moral, intelectual, espiritual e social, em condições de liberdade e dignidade.
>
> Art. 3º É obrigação da família, da comunidade, da sociedade e do Poder Público assegurar ao idoso, com absoluta prioridade, a efetivação do direito à vida, à saúde, à alimentação, à educação,

à cultura, ao esporte, ao lazer, ao trabalho, à cidadania, à liberdade, à dignidade, ao respeito e à convivência familiar e comunitária. (Brasil, 2003)

Com base nas leis promulgadas após a década de 1990, muitas ações sociais surgiram em prol das pessoas idosas, o que nos faz pensar que a sociedade brasileira tem se mostrado bastante imbuída da luta por uma melhor qualidade de vida das pessoas idosas. Essa mudança sugere "a garantia de esforços que promovam a sua condição plena de cidadania, ou seja, procurar assegurar a sua autonomia, sua integração e participação efetiva na sociedade" (Silva; Yazbek, 2014, p. 108).

À medida que a sociedade envelhece, é crucial que as políticas públicas e as instituições sociais assegurem que os direitos e as necessidades das pessoas idosas sejam atendidos de maneira eficaz. A cidadania para as pessoas idosas implica o reconhecimento de sua participação ativa na sociedade, respeitando sua autonomia e promovendo sua inclusão social.

A proteção social, por sua vez, envolve a criação de sistemas de seguridade social e de redes de apoio que ofereçam assistência financeira, cuidados de saúde adequados e serviços de suporte, prevenindo a vulnerabilidade e a exclusão. Assim, ao garantir que os direitos das pessoas idosas sejam protegidos e que elas tenham acesso a recursos essenciais, a sociedade não só honra a dignidade desses indivíduos, mas também promove o envelhecimento mais justo e mais saudável.

3.3 Demografia e envelhecimento populacional

A palavra *demografia* origina-se da junção dos termos *dêmos*, que significa "população", e *graphein*, que corresponde a "descrever", ou seja, descrever a população. Podemos, assim, conceituá-la como "uma ciência que estuda as populações humanas, objetivando sua evolução em um determinado período, seu tamanho, sua distribuição espacial, e sua composição quanto a determinada características" (Necat, 2009).

Assim, por meio do censo demográfico, principal fonte de conhecimento sobre a população brasileira, é possível analisarmos não só o número de habitantes, mas também as características do domicílio e dos moradores.

Com base nos dados demográficas, é possível conhecer novas e antigas condições por meio de levantamentos em censos, bem como obter informações sobre "registros de nascimento e óbitos, movimentos migratórios, pesquisas amostrais, registros de seguros de vida e até mesmo outras fontes, tais como registros escolares e de veículos motorizados" (Camarano, 2008, p. 112).

Os dados colhidos por meio dos censos demográficos permitem elaborar a pirâmide etária, um gráfico que fornece informações importantes sobre natalidade, idade média da população, longevidade, entre outros aspectos relacionados à população (IBGE, 2024b).

As pirâmides etárias das duas últimas décadas, elaboradas com base nos censos dos anos de 2010 e de 2022, mostram uma alteração no perfil etário da população brasileira, como ilustrado na Figura 3.2.

Figura 3.2 – Pirâmide etária 2010 e 2022

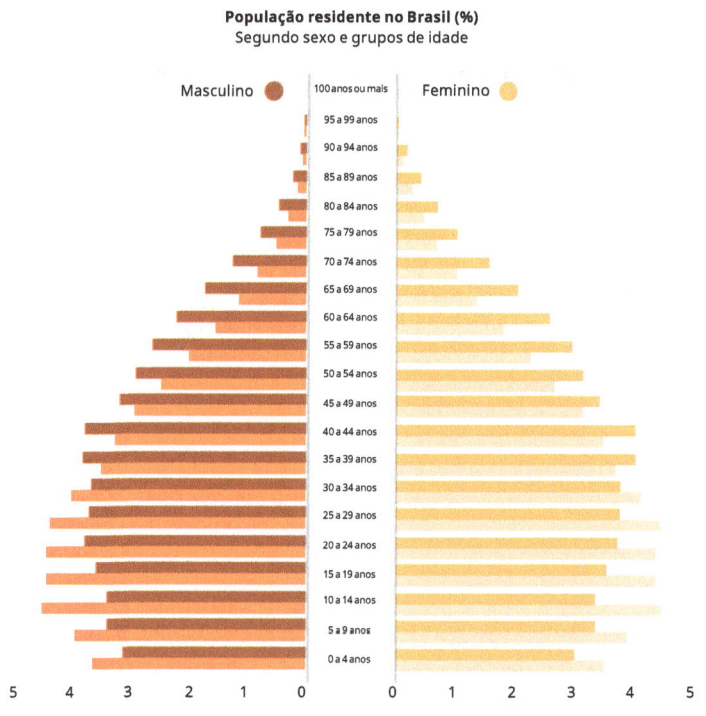

População residente no Brasil (%)
Segundo sexo e grupos de idade

Fonte: Gomes; Britto, 2023.

A projeção da evolução etária da década de 2010 até 2060 realizada pelo Instituto Brasileiro de Geografia e Estatística (IBGE) aponta um estreitamento da faixa de jovens e um alargamento da faixa de pessoas idosas, como ilustrado na Figura 3.3 e mencionado em várias passagens desta obra.

Figura 3.3 – Evolução dos grupos etários de 2010 a 2060

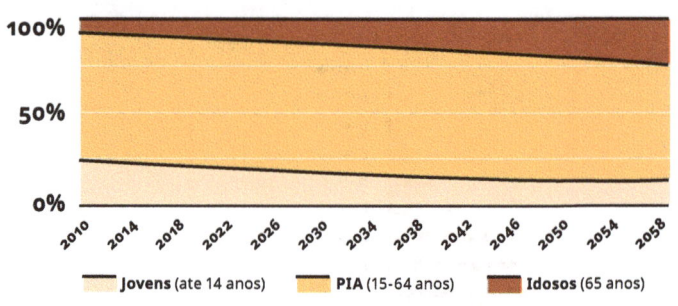

BRASIL
Evolução dos grupos etários 2010-2060

[Gráfico de área mostrando evolução dos grupos etários de 2010 a 2058, com três faixas: Jovens (até 14 anos), PIA (15-64 anos) e Idosos (65 anos).]

Fonte: EasyMEC, 2024.

Reafirmando os dados, o Censo de 2022 reforçou que houve um aumento de cerca de 57,4% no número de pessoas com 65 anos ou mais nos últimos 12 anos. Alguns dados merecem destaque:

- Em 2022, o total de pessoas com 65 anos ou mais no país (22.169.101) chegou a 10,9% da população, com alta de 57,4% frente a 2010, quando esse contingente era de 14.081.477, ou 7,4% da população. Já o total de crianças com até 14 anos de idade recuou de 45.932.294 (24,1%) em 2010 para 40.129.261 (19,8%) em 2022, uma queda de 12,6%.
- Já a população idosa com 60 anos ou mais de idade chegou a 32.113.490 (15,6%), um aumento de 56,0% em relação a 2010, quando era de 20.590.597 (10,8%).
- A região Norte era a mais jovem: 25,2% de sua população tinha até 14 anos, e o Nordeste vinha a seguir, com 21,1%.
- As regiões Sudeste e o Sul tinham estruturas mais envelhecidas: 12,2% e 12,1% da sua população tinham 65 anos ou mais de idade, respectivamente.

- A idade mediana da população brasileira aumentou 6 anos desde 2010 e atingiu os 35 anos em 2022.
- O índice de envelhecimento chegou a 55,2 em 2022, indicando que há 55,2 pessoas com 65 anos ou mais de idade para cada 100 crianças de 0 a 14 anos. Em 2010, o índice era de 30,7.
- O índice de envelhecimento considerando-se a população com 60 anos ou mais chegou a 80,0 em 2022, com 80 pessoas idosas para cada 100 crianças de 0 a 14 anos. Em 2010, o índice de envelhecimento correspondia a 44,8. No Rio Grande do Sul (115,0) e Rio de Janeiro (105,9), o número de idosos de 60 anos ou mais ultrapassou o de crianças de 0 a 14 anos.
- Em 2022, na população brasileira, 51,5% (104.548.325) eram mulheres e 48,5% (98.532.431) eram homens, com cerca de 6,0 milhões de mulheres a mais do que homens.
- A razão de sexo, número de homens para cada 100 mulheres, passou de 96,0 em 2010 para 94,2 em 2022.
- O Sudeste tinha a menor proporção de homens, com uma razão de sexo de 92,9 em 2022.
- A maior razão de sexo estava na região Norte (99,7). Foi o primeiro censo em que essa região mostrou um número de mulheres maior que o de homens.
- A razão de sexo por grupos etários mostra maior proporção de homens desde o nascimento até os 24 anos. A partir do grupo etário de 25-29 anos, há uma maior proporção de mulheres.
- A proporção de homens, em média, diminui à medida que aumenta o porte populacional dos municípios, partindo de 102,3 homens para cada 100 mulheres, nos municípios com

até 5.000 habitantes, até 88,9 para os municípios com mais de 500.000 habitantes.
- ◆ Esta segunda apuração do Censo 2022 mostra uma população de 203.080.756 habitantes, com 18.244 pessoas a mais do que na primeira apuração e pequenas alterações na população de 566 municípios. (Gomes; Britto, 2023)

Essa mesma compreensão de alteração no perfil etário do brasileiro é corroborada por Carvalho e Rodrígues-Wong (2008), que relatam que esse processo de envelhecimento populacional vem ocorrendo lentamente (2% a 4% ao ano). Assim, enquanto, em 1970, tínhamos 3,7% da população idosa, esse percentual aumentará para 19% em 2050.

Como veremos na seção a seguir, a idade da população e a projeção da faixa etária auxiliam na programação de políticas públicas e no preparo do Estado para as próximas décadas.

3.4 Importância das informações epidemiológicas

A palavra *epidemiologia* é composta pelo termo *epi* – que significa "sobre" –, *demo* – que significa "população" – e *logos*, que significa "estudo". A Associação Internacional de Epidemiologia (IEA), citada por Montilla (2008, p. 135), define epidemiologia como

> o estudo dos fatores que determinam a frequência e a distribuição das doenças nas coletividades humanas". Enquanto a clínica dedica-se ao estudo da doença no indivíduo, analisando caso a caso, a epidemiologia debruça-se sobre os problemas de saúde em grupos de pessoas, às vezes grupos pequenos, na maioria das vezes envolvendo populações numerosas.

Os principais objetivos da epidemiologia são descrever a distribuição e a magnitude dos problemas de saúde das populações humanas; indicar dados essenciais para o planejamento, a execução e a avaliação das ações de prevenção, controle e tratamento das doenças e estabelecer prioridades; e identificar fatores etiológicos na gênese das enfermidades. Esses objetivos mostram a importância da epidemiologia no planejamento e na gestão da saúde, visto que, por meio dos dados epidemiológicos, é possível monitorar a saúde da população. Diferentemente da ação clínica, cuja atuação é mais específica (Montilla, 2008).

No Quadro 3.2, listamos alguns aspectos para entender a diferença entre a atuação clínica e a atuação epidemiológica.

Quadro 3.2 – Características das abordagens clínica e epidemiológica

	Clínico	Epidemiológico
Tipo de diagnóstico	Individual	Comunitário/populacional
Objetivo	Curar e prevenir a doença na pessoa	Melhorar o nível de saúde da comunidade/identificar fatores de risco
Informação necessária	História clínica, exame físico, exames complementares	Dados populacionais; dados com referência de tempo e espaço geográfico de causas de morte, serviços de saúde, incapacidade, fatores de risco...
Ações	Tratamento reabilitação	Programas de saúde/promoção
Monitoramento no tempo	Acompanhamento clínico (evitar doenças/melhorar/curar a pessoa)	mudanças no estado de saúde da população, bem como diminuição das taxas de mortalidade, da incidência de doença...

Fonte: Montilla, 2008, p. 138.

O trabalho da epidemiologia ocorre por meio de dados fornecidos pelos profissionais de saúde quando preenchem formulários, fichas e relatórios sobre os pacientes. No Sistema Único de Saúde (SUS), esses dados são arquivados por meio dos sistemas de informação criados pelo Data SUS (Departamento de Informática do SUS) e estão disponíveis para consulta pública.

Esses dados arquivados, quando trabalhados de maneira correta, transformam-se em indicadores que, segundo a Organização Pan-Americana da Saúde (Opas), são "medidas-síntese que contêm informação relevante sobre determinados atributos e dimensões do estado de saúde, bem como do desempenho do sistema de saúde" (Ripsa, 2008, p. 13).

É importante destacarmos que dados, informações e indicadores são conceitos diferentes. O primeiro é apenas uma parte da informação, é um componente solto, sem contexto; a informação configura-se quando atribuímos um significado ao dado, ela é "a soma de determinados dados perante certo interesse temporal e melhora, em um algum grau, a qualidade da tomada de decisão" (TW, 2024). O indicador é uma soma de informações que possibilitam a descrição, a classificação, a comparação e a quantificação de um fenômeno como ferramenta para a tomada de decisão. Em outras palavras, é a informação trabalhada. Por exemplo, com os dados demográficos de um censo, temos a informação de que a população idosa está aumentando e, por meio de cálculos e análises, elaboramos indicadores a respeito de como e onde ela está crescendo, por exemplo, e fazemos projeções desse crescimento para criar e implementar políticas adequadas ao crescimento da população.

Na Figura 3.4, a definição de cada um desses conceitos possibilita percebermos a relação entre eles.

Figura 3.4 – Diferença entre dado, informação e indicador

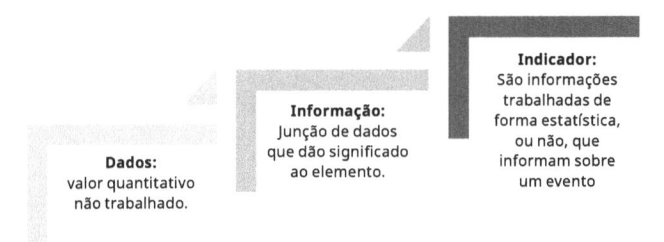

Dados: valor quantitativo não trabalhado.

Informação: Junção de dados que dão significado ao elemento.

Indicador: São informações trabalhadas de forma estatística, ou não, que informam sobre um evento

A qualidade do indicador está relacionada à qualidade das informações, seja com relação ao tamanho da população estudada, seja com relação à precisão da coleta de dados etc. (Ripsa, 2008).

E como podemos trabalhar com a epidemiologia? Essa é a pergunta que iremos responder na próxima seção.

3.5 Aplicação dos dados epidemiológicos

Para saber como podemos utilizar a epidemiologia de maneira mais prática, vamos imaginar que trabalhamos em um estabelecimento de saúde que tem um programa voltado para as pessoas idosas. Assim, precisaremos de dados que subsidiem as decisões tomadas. Nesse caso, devemos fazer um levantamento de dados relacionados às nossas atividades, como os determinantes sociais, pessoais, comportamentais, econômicos etc.

Com esses dados, podemos cruzar as informações a fim de encontrar os resultados estatísticos que nos auxiliarão na tomada de decisão. Entre os resultados, podemos descobrir a relação da morbidade com a capacidade funcional ou a relação entre a capacidade econômica e a qualidade de vida, enfim, diversos indicadores que nos auxiliarão na condução das ações.

Como vemos, por meio dos dados epidemiológicos, conseguimos antever problemas de saúde, fazendo com que agravamentos ou não ocorram, ou sejam minimizados.

No Quadro 3.3, descrevemos situações em que a epidemiologia se mostra eficiente.

Quadro 3.3 – Aplicações da epidemiologia

Descrever as condições de saúde da população

No final do século XX, o Ministério da Saúde investigou as estatísticas oficiais do Brasil e descreveu o perfil de morbi-mortalidade da população para conhecer de que adoeceu e de que morreu a população brasileira no ano 2000 e descrever a evolução desses dados durante a década de 1990. A título de ilustração, verificou-se que, em 1999, no Brasil, morreram, em média, 34,6 crianças com menos de um ano de vida para cada mil que nasceram vivas naquele ano. Esse valor variou de 53 óbitos por mil nascidos vivos na Região Nordeste até 20,7/1.000 na Região Sul. Também se observou que, entre 1995 e 1999, a mortalidade por Aids no país caiu 50%; que as principais causas de mortes entre os jovens na década de 1990 foram externas (sobretudo acidentes de transporte, homicídios e afogamentos); e que os principais motivos de internações de pessoas idosas foram insuficiência cardíaca, bronquite/enfisema pulmonar e pneumonia.

Identificar os fatores determinantes da situação de saúde

No período seguinte à Segunda Guerra Mundial, chamou a atenção de profissionais de saúde o elevado número de pessoas com neoplasias, principalmente de câncer de pulmão. O conhecimento vigente na época associava tais ocorrências às armas químicas, à alimentação deficiente e à poluição. Mesmo com esses conhecimentos, as políticas de saúde para diminuir a ocorrência desse câncer não mostravam resultados positivos. Richard Doll e Austin Hill, ao visitarem pacientes com câncer de pulmão, perceberam que quase todos relatavam o hábito de fumar. Posteriormente, acompanharam os hábitos de vida de mais de 40 mil médicos britânicos e constataram que, no grupo de fumantes, havia muito mais casos de câncer de pulmão. A partir daí, análises estatísticas mais sofisticadas, novos estudos epidemiológicos e investigações laboratoriais comprovaram o que hoje é muito claro para nós: fumar cigarro é uma importante causa de câncer de pulmão (e outros tumores). Milhões de pessoas foram salvas pela aplicação desse conhecimento.

(continua)

(Quadro 3.3 - conclusão)

Avaliar o impacto de ações e políticas de saúde
A pneumonia é um dos principais motivos de internação entre pessoas idosas. Outra razão importante é a gripe. Preocupado com essa realidade, há alguns anos, o Ministério da Saúde vem oferecendo gratuitamente a que tem 60 anos de idade ou mais a vacina contra a influenza. Para saber se tantos esforços dos profissionais de saúde e o recurso investido nessa ação surtiram resultados na população, é preciso avaliar os dados sobre internações de pessoas idosas com pneumonia e gripe após a ação.

Fonte: Elaborado com base em UFSC, 2016.

Esses são apenas alguns exemplos da aplicabilidade da epidemiologia, mas ela está presente em diversos momentos da rotina dos gestores e dos profissionais da área da saúde, que exige a notificação de doenças e o acompanhamento das políticas públicas de saúde. Reconhecer a importância da epidemiologia na área da saúde é fundamental para planejar estratégias que auxiliem na prevenção e no combate de doenças.

Para saber mais

Por meio da Lei n. 10.741, de 1º de outubro de 2003, o Estatuto da Pessoa Idosa foi criado a fim de regulamentar os direitos dessa população. Você conhece o Estatuto da Pessoa Idosa? Não? Então acesse o *link* disponível a seguir para conhecer as disposições previstas nessa lei.

BRASIL. Ministério da Saúde. **Estatuto da Pessoa Idosa**. 3. ed. Brasília, 2013. Disponível em: <https://bvsms.saude.gov.br/bvs/publicacoes/estatuto_idoso_3edicao.pdf>. Acesso: 30 out. 2024.

Síntese

Neste capítulo, afirmamos que a percepção sobre a velhice varia significativamente de acordo com a cultura e com o estilo de vida das pessoas, sendo possível uma visão positiva do envelhecimento quando há uma conscientização desde jovem. A valorização da pessoa idosa na sociedade pode contribuir para uma representação mais positiva dessa fase da vida.

Destacamos como a cidadania está intrinsecamente ligada aos direitos e às políticas sociais voltadas para as pessoas idosas, que têm se modificado e sido amplamente implementadas a partir dos anos 1990. Listamos algumas das legislações criadas com o objetivo de melhorar a qualidade de vida das pessoas idosas, promovendo autonomia, integração e participação na sociedade.

Explicamos como dados demográficos fornecem informações essenciais para o planejamento de políticas públicas e para preparar o Estado para os desafios das próximas décadas. O censo populacional, por exemplo, é uma ferramenta fundamental para entender a distribuição demográfica e as necessidades específicas das diferentes faixas etárias na sociedade.

Por fim, mostramos como a epidemiologia desempenha papel crucial no planejamento e na gestão da saúde pública. Como afirmamos, a análise de dados epidemiológicos permite monitorar a saúde da população, prever problemas de saúde emergentes e implementar medidas preventivas eficazes para evitar ou minimizar complicações.

Questões para revisão

1. Assinale a alternativa que indica um dos principais desafios para promover uma visão mais positiva sobre o envelhecimento:
   a) A falta de estudos científicos sobre o tema.
   b) A homogeneização das condições fisiológicas das pessoas idosas.
   c) A ausência de políticas públicas voltadas para as pessoas idosas.
   d) A percepção negativa das próprias pessoas idosas sobre o envelhecimento.
   e) A predominância de estereótipos positivos associados à velhice.

2. Explique o que está envolvido no conceito de cidadania.

3. Assinale a alternativa correta sobre o conceito de cidadania:
   a) A cidadania é um conceito unidimensional e estático, aplicável igualmente em todas as sociedades.
   b) A cidadania é um conceito exclusivamente político, relacionado ao exercício do voto.
   c) A cidadania é um conceito variável no tempo e no espaço, dependendo de contextos históricos e culturais.
   d) A cidadania é um conceito limitado aos direitos e aos deveres individuais perante o Estado.
   e) A cidadania é um conceito que não está relacionado aos direitos sociais e econômicos.

4. Qual é o principal objetivo da demografia como ciência?

5. Assinale a alternativa que indica o principal objetivo da epidemiologia, de acordo com sua definição etimológica e conceitual:
   a) Estudar a saúde individual de cada paciente.
   b) Identificar os tratamentos mais eficazes para doenças.
   c) Investigar a relação entre fatores sociais e econômicos na saúde.
   d) Estudar os fatores que determinam a frequência e a distribuição das doenças nas populações.
   e) Desenvolver novos medicamentos para o controle de epidemias.

Questões para reflexão

1. Considerando o que significa cidadania em um contexto contemporâneo, aponte o que é importante, além dos direitos civis e políticos, para o exercício pleno da cidadania. Com base em sua resposta, indique como a sociedade pode promover mais conscientização e participação dos cidadãos nas questões coletivas e na defesa de direitos sociais.

2. Considerando as mudanças no perfil etário da população brasileira nas últimas décadas, reflita sobre a importância de políticas públicas voltadas para o envelhecimento populacional. Quais são os principais desafios e as principais oportunidades que surgem com o aumento da proporção de pessoas idosas na sociedade? Como essas políticas podem ser desenvolvidas de modo a promover uma melhor qualidade de vida para pessoas idosas e garantir a sustentabilidade dos sistemas de previdência e de saúde?

3. Reflita sobre a importância dos dados epidemiológicos na formulação e na avaliação de políticas públicas de saúde. Explique como esses dados podem ser utilizados para prever problemas de saúde, além de fornecer suporte para decisões estratégicas na gestão da saúde pública. Cite exemplos práticos de como a epidemiologia tem impactado positivamente a saúde das populações.

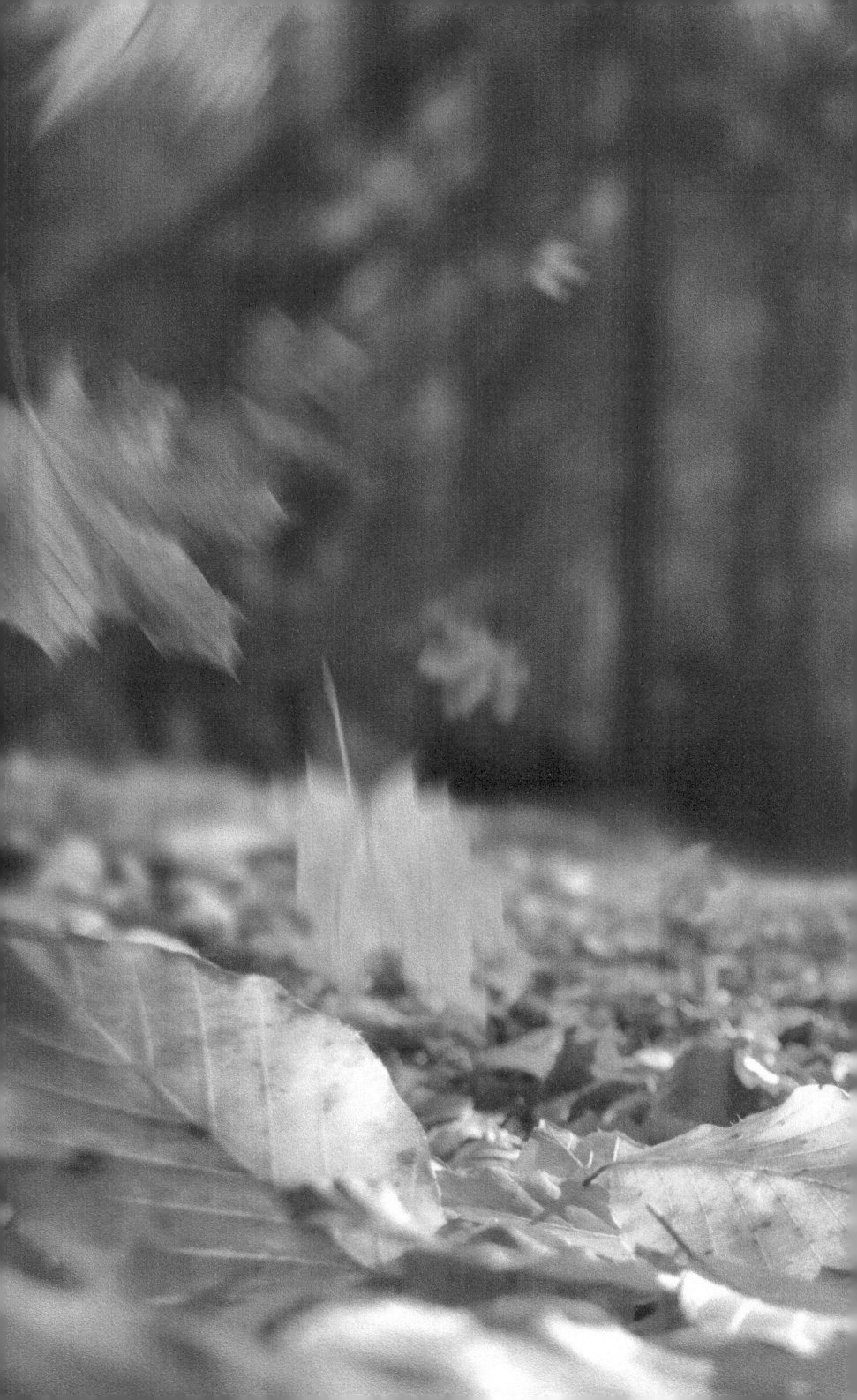

Capítulo 4
Aspectos do envelhecimento

Conteúdos do capítulo

- Características e efeitos do envelhecimento ativo.
- Importância das avaliações geriátricas.
- Características das principais síndromes geriátricas.

Após o estudo deste capítulo, você será capaz de:

1. entender o processo de envelhecimento e os determinantes do envelhecimento ativo;
2. aplicar a avalição multidimensional da pessoa idosa;
3. reconhecer e promover o processo de envelhecimento bem-sucedido;
4. reconhecer as grandes síndromes geriátricas.

4.1 Processo de envelhecimento e determinantes do envelhecimento ativo

Já mencionamos as duas vertentes de estudos a respeito do envelhecimento: uma que aborda o envelhecimento na condição de sociedade, relacionado às questões epidemiológicas, demográficas e às políticas públicas, e outra que estuda o envelhecimento individual, relacionado aos processos biológicos e psicológicos (Borges; Coimbra, 2008; Papaléo Netto, 2022).

O primeiro tipo de estudo tem como referência os determinantes da saúde, que envolvem a vulnerabilidade sob o ponto de vista social, sendo conceituada como "um constructo multidimensional, onde condições comportamentais, socioculturais, econômicas e políticas interagem com os processos biológicos ao longo da vida" (Barbosa; Oliveira; Fernandes, 2019, p. 357).

A vulnerabilidade social está relacionada a condições econômicas frágeis, nível de escolaridade baixo, dificuldade de acesso à saúde, propensão às violências física e psicológica e à ausência de suporte social. A importância dessa análise está no fato de que todos esses pontos influenciam a percepção de saúde, pois são elementos que impactam a qualidade de vida dos idosos (Jesus et al., 2017; Barbosa; Oliveira; Fernandes, 2019).

Já o segundo tipo de estudo tem como base o envelhecimento biológico como processo "inexorável, dinâmico e irreversível, caracterizado pela maior vulnerabilidade às agressões do meio interno e externo e, portanto, maior suscetibilidade nos níveis celular, tecidual e de órgãos/aparelhos/sistemas" (Borges; Coimbra, 2008, p. 152), ou seja, tem a vulnerabilidade avaliada de outro ponto de vista, atrelada às questões biológicas, fisiológicas e patológicas.

A palavra *patológica* pode nos levar a associar a velhice à doença. Todavia, não deve ser essa a concepção sobre o envelhecer, Em situações básicas, a pessoa idosa e a pessoa jovem têm as mesmas condições, o que muda é que as pessoas idosas não têm mais as mesmas "reservas" que as pessoas jovens têm. Essa condição torna as pessoas idosas mais frágeis, mas não necessariamente doentes.

Afinal, "quanto maior a reserva funcional, menor será a repercussão do declínio considerado fisiológico (envelhecimento fisiológico)" (Borges; Coimbra, 2008, p. 153).

Vamos descrever um pouco mais desse processo. O envelhecimento biológico ocorre diariamente. Ao atingirmos a fase adulta, mais precisamente entre os 30 e os 40 anos, estamos no auge de nossas funções fisiológicas, porém, passada uma década (entre 40 e 50 anos), o processo de declínio dessas funções tem início. A perda das funções ocorre progressivamente, chegando a 1% a cada ano de vida.

Esse processo de envelhecimento pode ser ou de maneira bem-sucedida (senescência) ou de modo patológico (senilidade). No primeiro caso, as funções fisiológicas são mantidas e, no segundo caso, são atingidas por patologias, conforme veremos mais detalhadamente na próxima seção.

O envelhecimento ativo é "o processo de otimização das oportunidades de saúde, participação e segurança, com o objetivo de melhorar a qualidade de vida à medida que as pessoas ficam mais velhas" (Campos; Ferreira; Vargas, 2015, p. 2.222). Em outras palavras, envelhecer de maneira ativa é chegar à velhice e conseguir aproveitá-la com qualidade de vida, com a saúde física e a mental preservadas, tendo plena capacidade de executar as atividades diárias sem o auxílio de terceiros (Alves; Guizilini, 2010).

A preocupação com os determinantes do envelhecimento ativo surgiu no ano de 2002, quando a Organização das Nações Unidas (ONU) lançou o Plano Internacional de Ações sobre o Envelhecimento (Piae), em Madri, Espanha, durante a II Assembleia Mundial para o Envelhecimento (ONU, 2002). Nesse encontro, foi apresentado o desafio para o desenvolvimento de ações que estimulem e permitam que as pessoas cheguem ativas à velhice.

Em colaboração com a ONU, a Organização Mundial de Saúde (OMS) lançou, em 2005, o documento *Envelhecimento ativo: uma política de saúde*, apontando oito fatores determinantes do envelhecimento ativo: 1) relacionados aos sistemas de saúde e serviço social; 2) comportamentais; 3) relacionados a aspectos pessoais; 4) relacionados ao ambiente físico; 5) relacionados ao ambiente social; 6) econômicos; 7) cultura; 8) gênero (Farias; Santos, 2012; Borges; Coimbra, 2008). Na Figura 4.1, indicamos esses determinantes.

Figura 4.1 – Determinantes do envelhecimento ativo

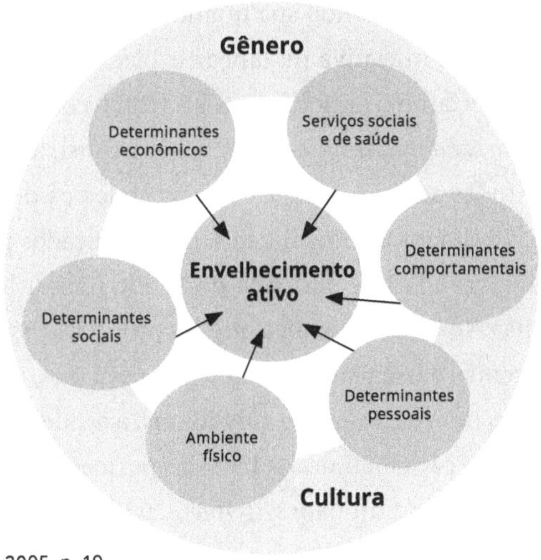

Fonte: OMS, 2005, p. 19.

Segundo a OMS (2005, p. 20), "a cultura, que abrange todas as pessoas e populações, modela nossa forma de envelhecer, pois influencia todos os outros fatores determinantes do envelhecimento ativo" e "o gênero é uma 'lente' através da qual considera-se a adequação de várias opções políticas e o efeito destas", por isso são determinantes transversais para o envelhecimento ativo. Em outras palavras, atravessam todos os outros determinantes.

Esses determinantes apontam como será a qualidade de vida da pessoa idosa, visto que, por um lado, se alcançar bons resultados em cada um deles, presume-se que terá uma boa velhice, por outro, se os resultados forem ruins, menor será a qualidade de vida da pessoa idosa.

Por exemplo, a pessoa idosa que se sente acolhida pela sociedade e faz parte de algum grupo (coral, atividade física, voluntariado, artesanato etc.) terá mais chances de envelhecimento ativo (determinante social). Com relação ao determinante relacionado ao ambiente físico, por exemplo, estamos nos referindo a perigos que podem trazer insegurança ao indivíduo e limitar sua mobilidade prejudicando sua qualidade de vida.

Somando-se à iniciativa de lançar o Piae, em dezembro de 2020, a ONU declarou o período de 2021 a 2030 como a *Década do envelhecimento saudável*, uma estratégia para construirmos sociedades para todas as idades, com base em todos os documentos e programas voltados ao envelhecimento já lançados pela ONU.

A Organização Pan-Americana de Saúde (Opas) lidera esse programa nas Américas e explica que "as próprias pessoas idosas estarão no centro desse plano, que reunirá governos, a sociedade civil, agências internacionais, profissionais, a academia, a mídia e o setor privado para melhorar a vida das pessoas idosas, de suas famílias e de suas comunidades" (Opas, 2020).

A América Latina e o Caribe estão passando por uma transição demográfica muito acelerada. Estimava-se que, em 2020, mais de 8% da população dessas regiões teria 65 anos ou mais. Até 2050, ultrapassará 30%. Essas alterações demográficas trazem desafios, pois muitas pessoas idosas necessitam de recursos básicos para uma vida digna e enfrentam múltiplos obstáculos para participar plenamente na sociedade (Opas, 2020).

Como vemos, as ações da ONU e de suas agências são essenciais para enfrentar esses desafios, não apenas por meio de políticas públicas, mas também com a mudança da percepção da sociedade sobre o envelhecimento.

Para o progresso do programa, estão estabelecidas as seguintes áreas de ação, como descrito pela Opas (2020, p. 6-7):

- mudar a forma como pensamos, sentimos e agimos com relação à idade e ao envelhecimento;
- garantir que as comunidades promovam as capacidades das pessoas idosas;
- entregar serviços de cuidados integrados e de atenção primária à saúde centrados na pessoa e adequados à pessoa idosa;
- propiciar o acesso a cuidados de longo prazo às pessoas idosas que necessitem.

Ressaltamos que, assim como os determinantes de saúde apresentam inter-relação com a qualidade de vida das pessoas, os determinantes do envelhecimento ativo apresentam essas relações de ação/situação e resultado futuro.

4.2 Avaliação multidimensional da pessoa idosa

A avaliação multidimensional da pessoa idosa, conhecida como *avaliação geriátrica ampla* (AGA), é considerada o padrão-ouro para o manejo da fragilidade nessa população (Paraná, 2018).

A AGA teve origem no Reino Unido, ao final da década de 1930, pelo trabalho da médica Marjory Warren. Ela aborda os aspectos médico, funcional e psicossocial, bem como os fatores ambientais. É multidimensional, geralmente interdisciplinar, e tem como objetivo obter um diagnóstico global e detectar deficiências, incapacidades e desvantagens apresentadas pelas pessoas idosas, além de identificar os indivíduos frágeis e de alto risco, estabelecendo medidas de prevenção, tratamento e reabilitação (Falcão; Costa, 2012).

A diferença entre a AGA e uma avaliação médica habitual está na priorização da funcionalidade e da qualidade de vida, utilizando instrumentos como testes, índices e escalas que facilitam a comparação da evolução da pessoa idosa, que deve ser avaliada de modo a considerar os grandes domínios: cognição, físico/funcionalidade, humor (mental), socioambiental e aspectos de espiritualidade.

Para isso, devemos seguir esta estrutura: hábitos de vida, alimentação, fragilidade, equilíbrio e marcha, polifarmácia, sensorial, cognitiva, humor, funcional, socioambiental, espiritualidade (Freitas et al., 2018).

Sua aplicação mostrou-se efetiva tanto em relação a custos para o sistema de saúde quanto em relação aos resultados para o paciente. Sua aplicação dura cerca de 60 a 90 minutos, com o uso de alguns instrumentos ou de escalas de avaliação funcional, como vemos no Quadro 4.1, e de avaliações específicas feitas pela equipe interdisciplinar (neuropsicologia, fisioterapia, terapia ocupacional, fonoaudiologia, farmácia, nutrição, serviço social e enfermagem).

Em algumas situações, requer uma propedêutica complementar feita por meio de exames como densitometria óssea, tomografia computadorizada ou ressonância magnética (Paraná, 2018).

Quadro 4.1 – Escalas ou instrumentos de avaliação funcional

	Dimensão			Duração Média
Funcionalidade Global	AVD Avançada	Lazer, trabalho e interação social		5 min
	AVD Instrumental	Escala de Lawton-Brody		
	AVD Básica	Índice de Katz		
Sistemas Funcionais Principais	COGNIÇÃO	Mini Exame do estado Mental (MEEM)		5 min
		Reconhecimento de Figuras		12 min
		Listas de Palavras do CERAD		15 min
		Fluência Verbal		3 min
		Teste do Relógio		2 min
	HUMOR	Escala Geriátrica de Depressão		4 min
	MOBILIDADE	Alcance, preensão e pinça	Avaliação do membro superior: ombro, braço, antebraço e mão	2 min
		Postura, marcha e transferência	*Timed up and go test /Get up and go test*; Velocidade da marcha; Teste de Romberg, *Nudge Test*, Equilíbrio unipodálico	10 min
		Capacidade aeróbica	Teste de caminhada de 6 minutos	7 min
		Continência esfincteriana	Presença de incontinência urinária ou fecal; Diário miccional	2 min
	COMUNICAÇÃO	Snellen simplificado		1 min
		Teste do sussurro		1 min
		Avaliação da voz, fala e deglutição		1 min
			Duração Total	70 min

Fonte: Paraná, 2018, p. 28.

A avaliação multidimensional da pessoa idosa permite identificar as demandas biopsicossociais do indivíduo, diagnosticando suas condições de saúde agudas e/ou crônicas. Esse diagnóstico clínico-funcional deve ser capaz de reconhecer as incapacidades relacionadas à independência e à autonomia nas atividades diárias (funcionalidade global), assim como a presença de comprometimentos nos principais sistemas funcionais, por exemplo, cognição, humor, mobilidade e comunicação (Paraná, 2018).

Ela é um processo diagnóstico utilizado para avaliar a saúde da pessoa idosa de maneira ampla e integral, considerando múltiplas dimensões para estruturar e organizar o cuidado. Essa abordagem proporciona prognósticos favoráveis ao processo de envelhecimento, baseados nas reais necessidades da pessoa e nas áreas mais comprometidas que podem afetar sua funcionalidade (Brasil, 2018).

É essencial que a multidimensionalidade da saúde na pessoa idosa esteja presente em toda a avaliação, independentemente de quem a faça. Contudo, o grau de aprofundamento na investigação das diversas dimensões da saúde poderá variar conforme as especificidades da formação do avaliador e a condição de saúde da pessoa idosa. Casos de maior complexidade exigem que o avaliador detenha um conhecimento mais aprofundado em determinados instrumentos, e os mais simples podem ser avaliados sem a necessidade de utilizar todos os instrumentos indicados para aquele domínio funcional (Paraná, 2018).

4.3 Modos de envelhecer

O envelhecimento biológico pode ocorrer de duas formas: a primeira seria saudável, com pouca perda das funções fisiológicas, quando o indivíduo pode ter limitações, mas sem incapacidade; a segunda, e mais comum, é com perdas funcionais expressivas que caracterizam *síndrome da fragilidade* ou *frailty*.

As principais causas dessa síndrome, descritas por Borges e Coimbra (2008, p. 154), são "hereditariedade, sexo feminino, baixo nível socioeconômico, má nutrição, sedentarismo, senescência, sarcopenia (perda muscular), anorexia e, obviamente, a presença de múltiplas comorbidades ou doenças incapacitantes [...]".

Esse tipo de síndrome é muito próximo das pessoas idosas que envelhecem com patologias, pois, nos dois casos, há a propensão de as pessoas idosas tornarem-se dependentes. A Figura 4.2 sintetiza essas condições.

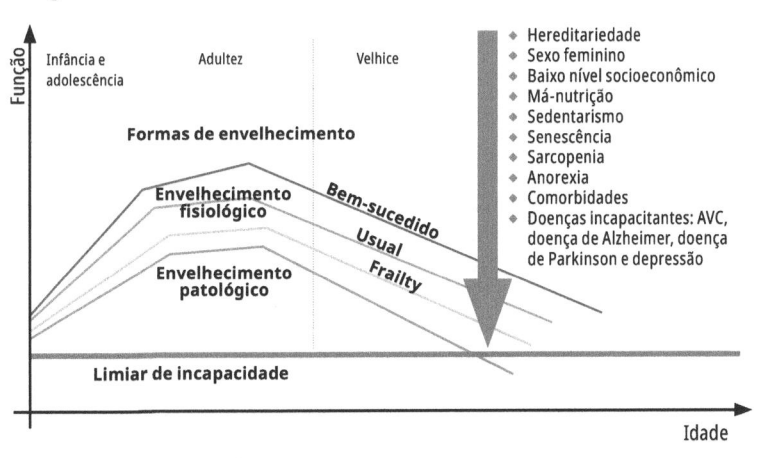

Figura 4.2 – Formas de envelhecimento

- Hereditariedade
- Sexo feminino
- Baixo nível socioeconômico
- Má-nutrição
- Sedentarismo
- Senescência
- Sarcopenia
- Anorexia
- Comorbidades
- Doenças incapacitantes: AVC, doença de Alzheimer, doença de Parkinson e depressão

Fonte: Elaborado com base em Borges; Coimbra, 2008, p. 154.

Concluímos, portanto, que os principais fatores para o envelhecer saudável são a hereditariedade e os hábitos de vida.

Saberemos se um indivíduo envelheceu bem ou não analisando aspectos como a **autonomia**, definida como "a capacidade de decisão diretamente relacionada à cognição e ao humor (motivação)", e a **independência**, que é a "capacidade de execução daquilo que foi decidido e está diretamente relacionada à mobilidade e à comunicação" (Borges; Coimbra, 2008, p. 157-158).

Nesse sentido, podemos afirmar que envelhecer de modo saudável é ter autonomia e independência para poder tomar decisões e executá-las sem o auxílio de outros. Ressaltamos, porém, que não nos referimos a atividades extravagantes e extraordinárias, mas às atividades básicas, relativas ao autocuidado, conforme descrevemos na Figura 4.3.

Figura 4.3 – Funcionalidades e seus componentes

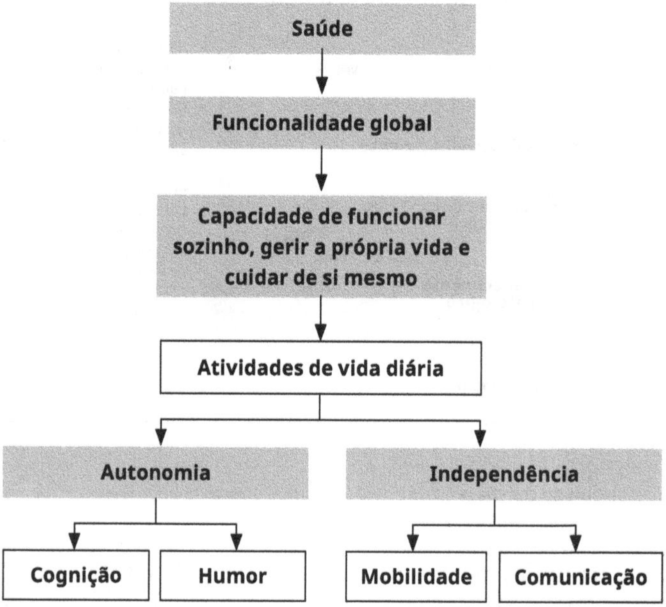

```
                    Saúde
                      ↓
            Funcionalidade global
                      ↓
         Capacidade de funcionar
        sozinho, gerir a própria vida e
              cuidar de si mesmo
                      ↓
            Atividades de vida diária
              ↓                    ↓
          Autonomia           Independência
          ↓       ↓            ↓          ↓
      Cognição  Humor       Mobilidade  Comunicação
```

Fonte: Moraes; Marino; Santos, 2010, p. 55.

Teixeira e Neri (2008, p. 89) corroboram o exposto quando mencionam que "envelhecimento bem-sucedido seria o processo de estar saudável e ativo, considerando-se as dimensões física, cognitiva e social", em casos contrários, o envelhecimento pode ser "caracterizado por problemas psicossociais e diminuição da saúde".

Há variações entre o que seria e o que não seria um envelhecimento bem-sucedido conforme os valores culturais de cada população, mas, para os padrões ocidentais, o reconhecimento mais aceitável é o da autonomia. Em outras palavras, no Ocidente, quanto mais autonomia uma pessoa idosa tiver, mais bem-sucedido é seu processo de envelhecer.

Alguns também podem pensar que envelhecimento saudável pode estar relacionado à longevidade, entretanto isso não corresponde à verdade, pois existem inúmeras pessoas que estão acamadas, mas que, em razão da ausência de contato com o mundo exterior e, consequentemente, com vírus, bactérias etc., podem sobreviver por várias décadas. Essa realidade não significa, porém, que sua qualidade de vida esteja preservada. Para essas pessoas, buscamos a melhor qualidade possível, dentro da sua condição de vida, mas não que essa seja a situação ideal de envelhecimento.

O envelhecimento bem-sucedido está relacionado aos hábitos de vida e aos valores particulares que permeiam o curso da vida, como já afirmamos em outras passagens.

Para saber mais

Para aprofundar seus conhecimentos sobre valores culturais e diferentes percepções a respeito do envelhecimento, indicamos a leitura do artigo "Envelhecimento bem-sucedido:

> uma meta no curso da vida", das pesquisadoras Ilka Teixeira e Anita Neri.
>
> TEIXEIRA, I. N. D. O.; NERI, A. L. Envelhecimento bem-sucedido: uma meta no curso da vida. **Psicologia USP**, v. 19, n. 1, p. 81-94, jan./mar. 2008. Disponível em: <https://www.scielo.br/j/pusp/a/gZHYGynvbQ7F3pFBqChVVVd/?format=pdf&lang=pt>. Acesso em: 30 out. 2024.

4.4 Reconhecimento das grandes síndromes geriátricas

Vimos anteriormente que, para considerarmos um envelhecimento como saudável, é preciso reconhecer se há autonomia, independência e comunicação.

A autonomia se relaciona às questões cognitivas, como a capacidade mental de compreender e resolver os dilemas cotidianos e o humor, vinculadas aos processos mentais. A independência está relacionada à mobilidade, ou seja, capacidade de deslocamento. A comunicação, por sua vez, é a capacidade de estabelecer relacionamentos.

Quando a pessoa idosa perde uma dessas condições, iniciam-se o que chamamos de *grandes síndromes geriátricas*. De acordo com Pereira e Irigaray (2016), essas síndromes são de alta prevalência, são multifatoriais e estão associadas à morbidade substancial e a desfechos desfavoráveis.

Como vemos no esquema da Figura 4.4, as grandes síndromes geriátricas correspondem a "incapacidade cognitiva, instabilidade postural, imobilidade e incapacidade comunicativa" (Moraes;

Marino; Santos, 2010, p. 55), insuficiência familiar e, quando a pessoa idosa não é bem acompanhada, pode ocasionar a iatrogenia. Há, ainda, a incontinência urinária que afeta a mobilidade. Cada uma delas será explicada na seção a seguir.

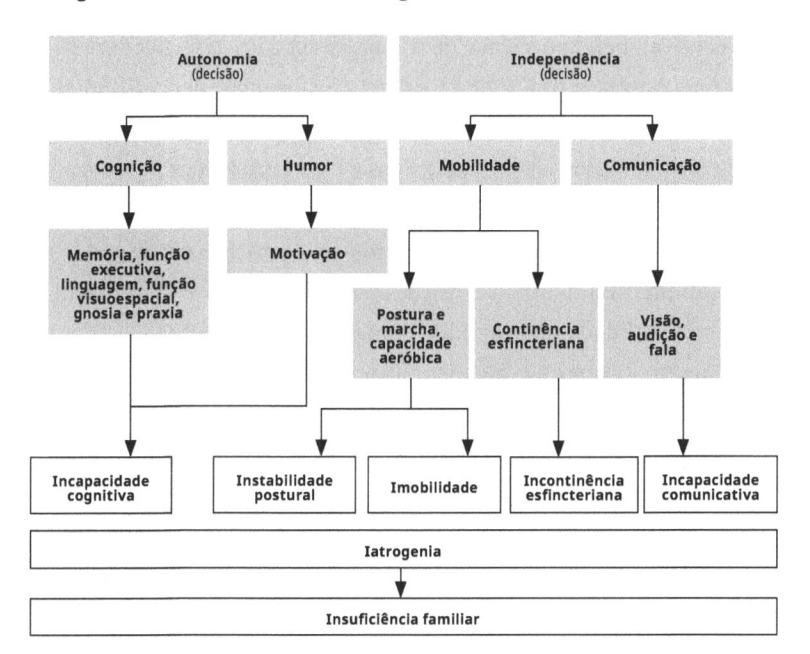

Figura 4.4 – Grandes síndromes geriátricas

```
                    Autonomia                           Independência
                    (decisão)                              (decisão)
                  ┌─────┴─────┐                    ┌──────────┴──────────┐
              Cognição       Humor              Mobilidade           Comunicação
                 │             │              ┌─────┴─────┐              │
         Memória, função    Motivação    Postura e    Continência    Visão,
         executiva,                       marcha,     esfincteriana  audição e
         linguagem, função                capacidade                 fala
         visuoespacial,                   aeróbica
         gnosia e praxia
                 │             │              │            │              │
         Incapacidade   Instabilidade   Imobilidade  Incontinência  Incapacidade
         cognitiva      postural                     esfincteriana  comunicativa
                                     Iatrogenia
                                 Insuficiência familiar
```

Fonte: Moraes; Marino; Santos 2010, p. 56.

Normalmente, as pessoas idosas afetadas pelas grandes síndromes geriátricas, principalmente aquelas que geram dificuldades de mobilidade, terão maior probabilidade de hospitalização e de institucionalização.

4.5 Características das grandes síndromes geriátricas

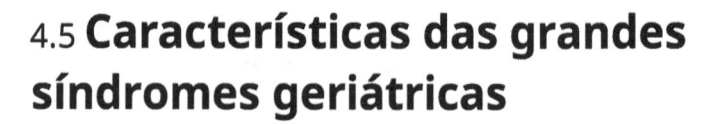

A cognição é o conjunto de funções cerebrais formadas pela capacidade de armazenar informações (memória), pela capacidade de planejar, antecipar, sequenciar e monitorar tarefas (função executiva), pela capacidade de compreender a linguagem em suas formas escrita e oral e de se expressar por meio delas (linguagem), pela capacidade motora, (*praxia*), pela capacidade de reconhecer estímulos visuais, auditivos e táteis (gnosia) e pela capacidade localizar objetos e perceber a relação entre eles (função visuoespacial), ou seja, a **incapacidade cognitiva** corresponde ao comprometimento das funções encefálicas que vão prejudicar a funcionalidade do indivíduo (Borges; Coimbra, 2008).

Segundo Pereira e Irigaray (2016, p. 19), "o declínio cognitivo dificulta a realização das atividades diárias e as relações sociais e familiares, prejudicando gradativamente a autonomia do idoso". Entre as principais etiologias encontramos: *delirium*, depressão, demência e doença mental (esquizofrenia, parafrenia e oligofrenia). As causas das duas primeiras são reversíveis, e as das duas últimas, irreversíveis. O quadro a seguir apresenta de modo resumido as principais diferenças entre as incapacidades cognitivas.

Quadro 4.2 - Principais diferenças entre as incapacidades cognitivas

Achado	*Delirium*	Demência	Depressão	Doença mental
Início	Agudo, em geral, noturno	Insidioso	Variável	Variável
Evolução	Flutuante, intervalos de lucidez diurnos, piora à noite	Progride lentamente	Variação diurna discreta	Variável

(continua)

(Quadro 4.2 - conclusão)

Achado	*Delirium*	Demência	Depressão	Doença mental
Duração	Horas a semanas	Meses ou anos	-	-
Consciência	Reduzida	Precisa até estágios avançados	Geralmente intacta	Geralmente pouco alterada, exceto nas agudizações
Atenção	Hipoalerta ou hiperalerta, desatenção (focalizar, sustentar, desviar atenção), flutuação durante o dia	Usualmente normal	Redução leve da atenção	Redução leve da desatenção
Orientação	Usualmente alterado para o tempo, tendência a confundir pessoas e locais	Frequentemente alterado	Normal	Em geral normal, exceto nas agudizações
Memória	Alteração da memória imediata e recente, com desatenção	Alteração da memória recente e remota, sem intenção	Normal Redução da atenção	Preservada até fases avançadas da doença
Percepção	Ilusões e alucinações (usualmente visuais) comuns	Presentes em fases moderadas a avançadas	Ausentes, exceto na depressão psicótica	Frequentes, psicopatias complexas, frequente paranoia
Linguagem (fala)	Incoerente, hesitante, lenta ou rápida	Dificuldade em achar as palavras	Normal	Normal
Ciclo sono-vigília	Sempre	Frequentemente sono fragmentado	Insônia terminal	Normal
Doença médica ou efeitos de drogas	Uma ou ambas presentes	Frequentemente ausente	Ausentes (depressão secundária)	Ausentes

Fonte: Moraes; Marino; Santos, 2010, p. 58.

O *delirium* corresponde a um estado confusional agudo que envolve a consciência, a atenção, a cognição e a percepção. É muito comum a associação de *delirium* aos pacientes com síndrome de demência. A demência, por sua vez, caracteriza-se por redução da capacidade cognitiva e baixo rendimento funcional e está relacionada aos casos de Alzheimer, por corpos de Lewy, frontotemporal, vascular e mista.

A depressão caracteriza-se por sintomas como humor deprimido, redução no interesse de variadas atividades, insônia ou hipersonia, alteração no peso e fadiga. Nas doenças mentais, a incapacidade cognitiva pode ser causada tanto pela doença em si quanto pelo seu tratamento. Pacientes assim diagnosticados sofrem grandes privações sociais, o que compromete a qualidade de vida desses indivíduos (Moraes; Marino; Santos, 2010).

O equilíbrio postural relaciona-se com o planejamento e a execução de ações, por isso a **instabilidade postural** pode provocar quedas, aumentar as morbidades e trazer incapacidade funcional. As quedas são responsáveis por 40% das internações de pessoas idosas e estão em sexto lugar na causa de óbitos entre essa população. A queda provoca na pessoa idosa o medo de nova ocorrência, o que faz com que ela perca parte de sua autonomia. As quedas, invariavelmente, estão relacionadas a ambientes inseguros para as pessoas idosas e a deficiências das condições fisiológicas, já que o equilíbrio corporal é mantido pela integração entre informações sensoriais captadas pela visão, pelo sistema vestibular e pelos propriorreceptores. A deficiência em um desses sistemas pode provocar a instabilidade postural (Moraes et al., 2018; Moraes; Marino; Santos, 2010).

A **imobilidade** é a limitação de movimento, relacionada com a incapacidade de se locomover sem o auxílio de outros para realização de atividades cotidianas. Essa limitação traz sérias consequências para a qualidade de vida da pessoa idosa, ainda mais por ser progressiva. Em seu grau máximo, a pessoa é considerada dependente completa, mas estágios menos críticos também são considerados situações preocupantes (Vilela; Moraes; Lino, 2008; Moraes; Marino; Santos, 2010).

A **incontinência esfincteriana** refere-se à incontinência urinária e/ou fecal. Sua prevalência está em mulheres que vivem em asilos e inicia-se, aproximadamente, aos 64 anos. A incontinência urinária pode estar relacionada ao estresse, "caracterizada pela perda involuntária de urina sincrônica ao esforço, espirro ou tosse"; ser decorrente de urgência, "caracterizada pela perda involuntária de urina, associada ou imediatamente precedida de urgência miccional"; de causa mista, que se refere à perda involuntária de urina concomitante à urgência miccional e ao esforço; e, por fim, de transbordamento, que é "caracterizada pelo gotejamento e/ou perda contínua de urina associados ao esvaziamento vesical incompleto, devido à contração deficiente do detrusor e/ou obstrução na via de saída vesical" (Moraes; Marino; Santos, 2010).

A incontinência fecal é decorrente das diversas mudanças que ocorrem fisiologicamente no intestino com o envelhecimento, mas suas causas estão relacionadas a acidente vascular cerebral (AVC), à neuropatia periférica (principalmente a do diabetes) e ao declínio cognitivo (Vilela; Moraes; Lino, 2008).

A **incapacidade comunicativa** está relacionada à capacidade de compreensão e de expressão. As áreas da comunicação são "linguagem, audição, motricidade oral e voz (fala). A visão pode ser incluída como a quinta função comunicativa, atuando como função compensatória, na ausência das outras habilidades da comunicação oral-verbal" (Moraes; Marino; Santos, 2010, p. 65). Diante disso, podemos concluir que a incapacidade comunicativa provoca uma restrição social, além da perda de parte de sua autonomia, por restringir a tomada decisão.

A **iatrogenia** é uma condição resultante de tratamentos médicos, portanto uma patologia provocada pela prática médica. Segundo Tavares (2007, p. 181), são

danos materiais (uso de medicamentos, cirurgias desnecessárias, mutilações etc.) e psicológicos (psicoiatrogenia – o comportamento, as atitudes, a palavra) causados ao paciente não só pelo médico como também por sua equipe (enfermeiros, psicólogos, assistentes sociais, fisioterapeutas, nutricionistas e demais profissionais).

Ela é mais frequente na vida das pessoas idosas porque sua condição de patologias associadas as leva à utilização recorrente dos serviços de saúde e as deixa mais expostas a "erro" médico.

As causas mais comuns dessa síndrome são a iatrofarmacogenia, provocada pelo emprego dos medicamentos em geral, das radiações, do sangue, dos contrastes radiológicos, dos anestésicos etc. (Lacaz, 1979, p. 103); a internação hospitalar; a iatrogenia da palavra, relativa à falta de técnica para dar más notícias; a iatrogenia do silêncio, quando não há escuta ativa das queixas do paciente e da família; o subdiagnóstico, quando julgamos que as queixas de saúde são apenas decorrentes do envelhecimento; a cascata propedêutica, ocasionada por excesso de exames e de procedimentos médicos desnecessários; a distanásia, corresponde à obstinação terapêutica para evitar a morte, causando diversos danos e perda da qualidade de vida; a prescrição de intervenções fúteis e/ou sem comprovação científica (Moraes; Marino; Santos, 2010; Pagano et al., 2018).

A **insuficiência familiar** é uma consequência das alterações ocorridas nos últimos anos na formação familiar. A redução da fecundidade, a entrada da mulher no mercado de trabalho, a valorização do individualismo e os conflitos intergeracionais podem provocar impacto na relação entre as pessoas idosas e suas famílias. Em muitos casos, as pessoas idosas que necessitam ser acolhidas pelas famílias, principalmente quando demonstram alguma fragilidade, passam por essa condição.

Por fim, destacamos que o atendimento médico tradicional, por diversas vezes, não é suficiente para avaliar uma pessoa idosa que apresente as síndromes geriátricas associadas a outras tantas comorbidades, tão características nessa faixa etária. A melhor forma de conduzirmos um tratamento à pessoa idosa é por meio da avaliação geriátrica, que avalia, de maneira holística, os diferentes problemas apresentados pelos pacientes e, por meio de uma abordagem multidimensional e interdisciplinar, considera não apenas as patologias apresentadas, mas também a capacidade funcional e a qualidade de vida da pessoa idosa.

Para saber mais

A capacidade funcional da pessoa idosa reflete diretamente na sua qualidade de vida, por isso é necessário fazer uma avaliação geriátrica considerando as particularidades de cada indivíduo. Assim, será possível identificar suas fragilidades e quais intervenções terapêuticas poderão promover maior autonomia e qualidade de vida a esse indivíduo. Para aprofundar seus conhecimentos sobre as avaliações geriátricas, sugerimos a leitura do artigo "Avaliação geriátrica ampla e sua utilização no cuidado de enfermagem a pessoas idosas".

BARBOSA, B. R. et al. Avaliação geriátrica ampla e sua utilização no cuidado de enfermagem a pessoas idosas. **Ciência e Saúde Coletiva**, v. 19, n. 8, p. 3317-3325, 2014. Disponível em: <https://www.scielo.br/j/csc/a/hcBn67RFRt3brvSNp5YsDFh/?format=pdf&lang=pt>. Acesso em: 30 out. 2024.

Síntese

Neste capítulo, abordamos o processo de envelhecer e suas duas vertentes: 1) o envelhecimento individual, relacionado às funções fisiológicas do indivíduo, e 2) o envelhecimento como sociedade, relacionado aos determinantes de saúde. Explicamos que envelhecimento pode ser bem-sucedido, denominado como *senescência*, quando as funções fisiológicas são mantidas, ou patológico, denominado *senilidade*, quando é permeado por patologias.

Por fim, destacamos que as pessoas idosas, normalmente, são acometidas por importantes síndromes geriátricas que provocam significativas privações sociais. São elas: incapacidade cognitiva, instabilidade postural, imobilidade, incapacidade comunicativa, incontinência, insuficiência familiar e iatrogenia.

Por isso, a avaliação geriátrica é fundamental para investigar a capacidade da pessoa idosa de realizar atividades básicas e determinar a melhor forma de conduzir o tratamento, possibilitando a melhora na qualidade de vida dessa população.

Questões para revisão

1. Quais são os principais determinantes do envelhecimento ativo, segundo a Organização Mundial da Saúde?
2. Assinale a alternativa que indica os principais sistemas funcionais que devem ser verificados na avaliação multidimensional da pessoa idosa:
   a) Sistema cardiovascular, sistema nervoso, sistema endócrino e sistema digestivo.
   b) Cognição, humor, mobilidade e comunicação.
   c) Sistema respiratório, sistema renal, sistema imunológico e sistema reprodutor.
   d) Memória, visão, audição e paladar.
   e) Sistema circulatório, sistema muscular, sistema esquelético e sistema linfático.
3. Quais são os principais fatores de risco associados à síndrome da fragilidade em pessoas idosas?
4. Assinale a alternativa que indica o que caracteriza o envelhecimento bem-sucedido:
   a) Ter autonomia e independência para atividades extravagantes e extraordinárias.
   b) Estar saudável e ativo, considerando as dimensões física, cognitiva e social.
   c) Viver por várias décadas, independentemente da qualidade de vida.
   d) Ter longevidade com pouca interação social.
   e) Não apresentar qualquer tipo de limitação ou doença crônica.

5. Assinale a alternativa que indica as principais etiologias da incapacidade cognitiva nas pessoas idosas:
   a) *Delirium*, depressão, demência e deficiência visual.
   b) Demência, depressão, deficiência auditiva e doença cardíaca.
   c) *Delirium*, demência, diabetes e hipertensão.
   d) Depressão, doença mental, osteoporose e insuficiência renal.
   e) *Delirium*, demência, depressão e doença mental.

Questões para reflexão

1. Como os determinantes de saúde e de vulnerabilidade social podem influenciar as políticas públicas voltadas para o envelhecimento ativo? Considere em sua resposta as diferenças entre os aspectos sociais e biológicos do envelhecimento e como esses aspectos podem ser integrados para promover mais qualidade de vida para as pessoas idosas.

2. Na sua opinião, como a implementação da AGA pode transformar a abordagem do cuidado à pessoa idosa no sistema de saúde? Quais são os principais desafios e benefícios dessa abordagem multidimensional e interdisciplinar e como ela pode influenciar a prática clínica e as políticas públicas de saúde voltadas para a população idosa?

3. Como a AGA pode ser implementada de modo eficaz nos sistemas de saúde, considerando os recursos limitados e a necessidade de uma abordagem interdisciplinar? Quais estratégias podem ser adotadas para garantir que todas as pessoas idosas recebam uma avaliação abrangente e quais são os principais obstáculos que precisam ser superados para alcançar esse objetivo?

Capítulo 5
Tipos de abordagem nos cuidados à pessoa idosa

Conteúdos do capítulo

- Importância das equipes profissionais no cuidado à pessoa idosa.
- Conceitos de multidisciplinaridade, interdisciplinaridade e transdisciplinaridade.
- Atuação dos profissionais nas equipes multidisciplinar e interdisciplinar.

Após o estudo deste capítulo, você será capaz de:

1. conceituar e diferenciar interdisciplinaridade e multidisciplinaridade;
2. reconhecer a atuação multidisciplinar e interdisciplinar no atendimento à pessoa idosa nas diferentes áreas da saúde.

5.1 Interdisciplinaridade e multidisciplinaridade

Um dos determinantes do envelhecimento ativo é o acesso à saúde, entretanto, dificilmente um único profissional de saúde será capaz de atender a todas as demandas advindas das pessoas idosas. Por essa razão, reconhecemos que os atendimentos multidisciplinar e interdisciplinar são essenciais nessa fase da vida.

Inicialmente, poderíamos pensar que esse seria o papel do gerontólogo. Como afirmam Alves e Guizilini (2010, p. 151), "no campo da gerontologia, a interdisciplinaridade se torna intrínseca, pois o processo de envelhecimento permeia todos os aspectos da vida, exigindo um trabalho em equipe". Contudo, embora o gerontólogo tenha como característica acompanhar a pessoa idosa com um olhar inter e multidisciplinar e recorra a outros profissionais quando necessário, não é viável ou prudente que ele atue como médico, fisioterapeuta ou como qualquer outro profissional da saúde ao mesmo tempo.

Para compreendermos bem o que significa a interdisciplinaridade e a multidisciplinaridade, vejamos como Bertazone et al. (2016, p. 145) conceituam essas duas formas de atuação:

> A multidisciplinaridade é o conjunto de disciplinas que simultaneamente tratam de uma dada questão, sem que os profissionais implicados estabeleçam entre si efetivas relações no campo técnico ou científico. A interdisciplinaridade parte do pressuposto da integração entre as disciplinas e a intensidade de trocas entre os profissionais, incorporando seus conhecimentos em um novo modo de agir e na forma como se produz o cuidado em saúde, evitando a ótica da individualidade e, consequentemente, da fragmentação do cuidado.

Concluímos, portanto, que a diferença entre as duas formas de atuação é a **inter-relação**: a multidisciplinaridade busca ampliar a qualidade de vida do paciente por meio do atendimento de profissionais de diferentes especialidades da área da saúde, sem, entretanto, estabelecer uma inter-relação entre si porque atuam de modo independente um do outro.

Os diversos profissionais de uma equipe interdisciplinar atuam inter-relacionando-se, ou seja, conhecimentos e qualificações distintas são compartilhados a fim de que cada um possa contribuir da melhor forma possível para o cuidado e/ou reestabelecimento da saúde do paciente.

Apesar dessa diferença, ressaltamos que o objetivo tanto da atuação interdisciplinar quanto da multidisciplinar é promover a melhor qualidade de vida possível ao paciente, tornando-o o mais independente e autônomo possível, por meio de uma abordagem integral (Bertazone et al., 2016).

Alves e Guizilini (2010) ressaltam que a longevidade elevou os números de casos de pessoas idosas com incapacidades ou déficit cognitivo, no entanto, apenas identificar e tratar as patologias não são ações suficientes, é preciso minimizar os déficits funcionais e reduzir as complicações, o que somente alcançamos por meio da atuação de vários profissionais em equipe.

A Figura 5.1 ilustra a diferença entre as atuações multidisciplinar e interdisciplinar.

Figura 5.1 – Diferença de atuação entre equipe multidisciplinar e interdisciplinar

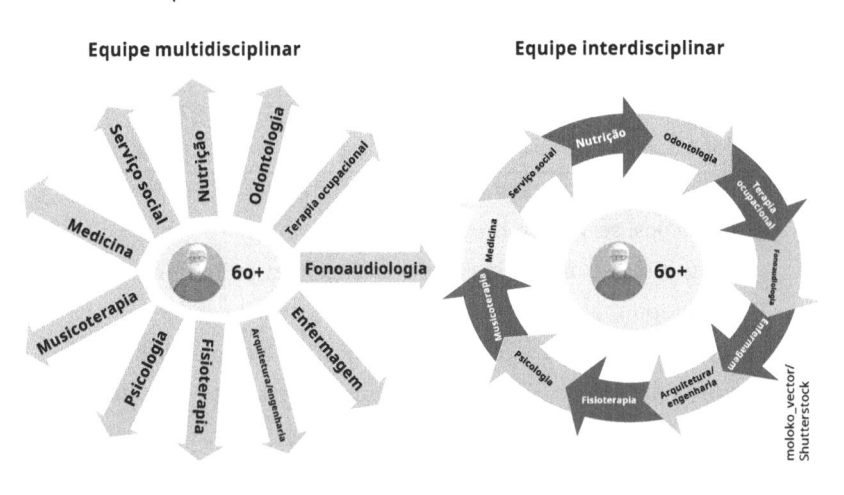

Equipe multidisciplinar

Equipe interdisciplinar

moloko_vector/Shutterstock

Para ilustrarmos ainda mais, tomemos como exemplo um paciente com Alzheimer. Como sabemos, essa doença compromete a integridade física, a social e a mental, afetando não apenas a pessoa idosa, mas também sua família e os mais próximos (como os cuidadores), que ficam vulneráveis a problemas de saúde físicos e mentais. Não são raros os casos de indicação psicoterapêutica para aqueles que convivem diariamente com pacientes com Alzheimer, pois o desenvolvimento de casos de depressão e estresse são muito comuns.

Nessa situação, podemos ter tanto uma equipe interdisciplinar quanto uma multidisciplinar atuando em um mesmo caso, porque apenas um profissional não seria capaz de prestar assistência integral ao paciente e à sua família. Apesar das diferenças na forma de atuação, tanto equipes multidisciplinares quanto interdisciplinares atuam fundamentadas na mesma disciplina, isto é, na **visão biológica de saúde**.

Há outra forma de atuação – a transdisciplinaridade – que vai além dessa visão e envolve o diálogo, bem como a integração de vários outros saberes, com uma **perspectiva biopsicossocial**. Em outras palavras, rompemos os limites de uma área do conhecimento. Essa forma de atuação é complexa e estabelece diálogo não apenas entre os profissionais das áreas da saúde, mas também inclui, por exemplo, a espiritualidade, o sagrado, diferentes ações, serviços e instituições.

Em síntese, uma equipe com abordagem interdisciplinar avalia e acompanha o paciente em conjunto, fazendo com que todos os profissionais estejam cientes do diagnóstico. Na interdisciplinar, o profissional pode, ou não, trocar conhecimentos com determinados colegas; na transdisciplinar, tudo é compartilhado, e a equipe passa a construir um novo conhecimento.

Assim, para cada paciente, poderá ser designado um grupo específico de profissionais de saúde, visto que cada um terá necessidades diferentes, de acordo com o quadro clínico que apresenta. Vejamos, a seguir, alguns dos profissionais que podem compor essa rede de cuidados aos idosos.

5.2 Enfermeiro, farmacêutico e fisioterapeuta nas equipes multidisciplinar e interdisciplinar

Nesta seção, vamos tratar de três profissionais que compõem as equipes multidisciplinar e interdisciplinar: o enfermeiro, o farmacêutico e o fisioterapeuta.

A atuação do enfermeiro baseia-se no conhecimento biopsicossocial, por meio de uma abordagem efetiva e individualizada. Para colher informações sobre o paciente, o profissional faz "exame físico, identificação de alterações clínicas e levantamento dos fatores de risco". Ele também pode aplicar testes para avaliação multidimensional, que, normalmente, investiga idade, autopercepção da saúde, incapacidades funcionais, de cognição e de humor, mobilidade, comunicação e comorbidades múltiplas. Os resultados de todos esses exames e testes possibilitam criar um plano de cuidado de enfermagem que seja eficiente para as necessidades apresentadas pela pessoa idosa e pela família, buscando sempre ampliar a qualidade de vida da pessoa idosa e reduzir possíveis agravamentos de quadro (Matsumoto; Milagres, 2018).

A atuação do farmacêutico também é de suma importância no acompanhamento do cuidado à pessoa idosa, visto que o envelhecimento provoca "alterações fisiológicas que afetam a farmacocinética e farmacodinâmica dos fármacos, originando modificação na atividade e resposta dos medicamentos em idosos, tornando a faixa etária mais suscetível a reações adversas" (Matsumoto; Milagres, 2018, p. 16).

Entre essas reações, destacamos hipotensão ortostática (queda abrupta da pressão arterial), sedação, alteração na marcha (movimento de caminhar), tontura, disfunção motora e alterações visuais. Todos esses sinais indicam que a pessoa idosa pode estar em situação de perigo porque podem ocorrer quedas, uma das maiores preocupações dos profissionais de saúde, em razão das sequelas que podem provocar, como já vimos.

O farmacêutico de uma equipe inter/multidisciplinar cuida também da polifarmácia[1], situação muito comum entre pes-

---

1 A polifarmácia é o uso concomitante de cinco ou mais medicamentos.

soas idosas em razão das diversas comorbidades que podem acometê-las.

Secoli (2010, p. 136) assim explica a importância de acompanhamento farmacêutico no cuidado à pessoa idosa:

> A vulnerabilidade dos idosos aos problemas decorrentes do uso de medicamentos é bastante alta, o que se deve à complexidade dos problemas clínicos, à necessidade de múltiplos agentes terapêuticos e às alterações farmacocinéticas e farmacodinâmicas inerentes ao envelhecimento. Deste modo, racionalizar o uso de medicamentos e evitar os agravos advindos da polifarmácia serão, sem dúvida, um dos grandes desafios da saúde pública desse século.

A autora se baseia no expressivo aumento de automedicação por parte das pessoas idosas e na falta de acompanhamento de uma equipe multidisciplinar. A polifarmácia, além das reações adversas e das interações medicamentos, pode causar toxicidade.

A respeito da atuação do fisioterapeuta nas equipes multidisciplinar e interdisciplinar, destacamos que seu papel busca "promoção, manutenção, recuperação, prevenção, reduzir probabilidades de quedas, fortalecimento muscular, equilíbrio, propriocepção, coordenação motora e orientação ao paciente, trabalhando sua qualidade de vida e proporcionando bem-estar" (Costa; Albano, 2024).

Assim, a fisioterapia irá estimular as pessoas idosas a se conhecerem e a perceberem quais são seus limites, bem como auxiliará na manutenção de sua saúde mental por meio da melhora da qualidade de vida, na sua reinserção na sociedade e na realização de suas atividades diárias básicas (comunicar-se, alimentar-se e socializar-se).

5.3 Nutricionista, educador físico e psicólogo nas equipes multidisciplinar e interdisciplinar

Em equipes multidisciplinar e interdisciplinar, o profissional nutricionista contribuirá com a diminuição do risco global de pacientes. Sua atribuição é avaliar as necessidades nutricionais especiais decorrentes da desnutrição e dos desequilíbrios metabólicos impostos por diversas patologias. Como explicam Barroso et al. (2018, p. 2),

> O profissional nutricionista é o responsável pela terapia nutricional, que inclui avaliação, prescrição e evolução, visando garantir o aporte de nutrientes para a manutenção e/ou recuperação do estado nutricional do paciente. A avaliação nutricional é fundamental para a tomada de decisão quanto ao diagnóstico nutricional e à conduta dietética frente a um indivíduo.

A terapia nutricional é extremamente importante nos processos de recuperação, reabilitação e promoção de saúde, por isso, se não for bem orientada ou não for feita de acordo com as orientações de um profissional nutricionista, as internações podem se prolongar. Além disso, o próprio processo de envelhecimento e também o uso constante de medicamentos trazem implicações ao paladar. Por essa razão, a atuação do nutricionista deve procurar favorecer o prazer pela ingestão de alimento, considerando sempre o "estado geral do indivíduo, aceitação alimentar, nível de consciência e interação familiar" (Corrêa; Rocha, 2021, p. 4).

Além de outros profissionais, o nutricionista terá estreita relação com o educador físico no cuidado das pessoas idosas, visto que, trabalhando de modo multidisciplinar, é possível avaliar a relação de perfil antropométrico (peso/estatura), composição corporal e bioquímica com as práticas alimentares e desenvolver ações conjuntas para modificar a composição corporal e alcançar o peso adequado para a saúde do indivíduo (Alves; Santana; Pereira, 2008).

Obviamente, o trabalho inter ou multidisciplinar do educador físico não se restringe ao nutricionista. Estudos apontam que é muito positiva a resposta de pessoas idosas com baixa autoestima que são submetidas à prática de exercícios físicos, evidenciando que a relação entre a educação física e a psicologia auxilia no manejo da autoestima e da autoimagem. Isso também pode ser percebido em pessoas idosas com quadros depressivos, o que revela que a prática de atividades físicas é muito benéfica e auxilia na promoção da qualidade de vida no envelhecimento (Alves; Santana; Pereira, 2008).

Ao mencionarmos quadros depressivos e baixa autoestima, lembramos dos profissionais que atuam com a saúde mental e que também estão nas equipes multidisciplinar e interdisciplinar: psicólogos e psiquiatras.

Como já abordamos, é muito importante a interação entre as áreas de saúde para promover o bem-estar do paciente, porém, considerando o profissional de saúde mental, essa relação se faz ainda mais evidente.

O nutricionista pode verificar a qualidade nutricional da alimentação e indicar aquilo que fará bem ao paciente do ponto de vista clínico, mas a comida também é marcada por lembranças e sentimentos, isto é, pela memória afetiva. Nesse sentido, Corrêa e Rocha (2021, p. 3) defendem a ideia de que "pacientes com doença avançada devem possuir por meio da nutrição: conforto emocional, prazer, auxílio na diminuição da ansiedade e aumento da autoestima e independência [...]", evidenciando a relação entre as áreas.

O psicólogo tem o importante papel de trabalhar com promoção de saúde, prevenção e tratamento de doenças, pois o estado emocional tem forte influência sobre o estado físico do paciente.

Nos casos em que os pacientes estejam hospitalizados, os psicólogos precisam "fazer uma avaliação geral das condições emocionais do paciente, [...] sentimentos do paciente em relação a doença e a internação, saber a rotina diária antes da internação para compreender as reações emocionais e o modo de enfrentamento da doença" (Saldanha; Rosa; Cruz, 2013, p. 187). Além do medo decorrente das patologias adquiridas, o momento de internação causa sintomas como angústia e ansiedade. Também são muito comuns quadros depressivos em pessoas idosas em razão da perda do papel social, que pode trazer à tona sentimentos negativos. Se não forem trabalhados, podem se tornar perigosos.

O psicólogo, no entanto, não pode se ater apenas ao paciente, mas deve identificar a situação emocional da família, que dá suporte ao paciente.

Para finalizar, ressaltamos, como alertam Borim, Barros e Botega (2013), que o perfil mais prevalente a desencadear transtornos mentais são mulheres, sedentárias, com hábitos não saudáveis, como ingestão de álcool e uso de tabaco.

5.4 Odontologista, fonoaudiólogo e geriatra nas equipes multidisciplinar e interdisciplinar

Nesta seção, vamos abordar mais três profissionais de saúde que compõem equipes multidisciplinar e interdisciplinar: o odontologista, o fonoaudiólogo e o geriatra.

Carvalho e Carvalho (2015) esclarecem que "o processo de envelhecimento causa alterações na cavidade bucal e assim, podendo comprometer de forma significativa algumas funções como comunicação, alimentação e autoestima", portanto um profissional que cuida da saúde bucal pode, por meio de ações educativas, promover saúde e elevar a qualidade de vida das pessoas idosas.

Ressaltamos que a odontogeriatria despende uma atenção maior no que diz respeito às particularidades de cada indivíduo, uma vez que o envelhecimento tem características e demandas heterogêneas, considerando o histórico biopsicossocial. Além disso, o odontólogo deve se atentar para a "complexidade clínica frequentemente encontrada com o envelhecimento: comorbidade, mecanismos de adaptação, vulnerabilidade orgânica, apresentação atípica de doenças e maior suscetibilidade à iatrogenia" (Shinkai; Cury, 2000, p. 1.100).

Como é cultural do brasileiro considerar que a saúde bucal não contempla a saúde global das pessoas idosas e que é comum a pessoa idosa usar próteses ou apresentar problemas de saúde bucal, a odontogeriatria é vista como uma área de pouca importância. Para mudar esse quadro, é preciso trabalhar a educação em saúde para sensibilizar as pessoas idosas para a percepção de que a saúde bucal "é inseparável da saúde como um todo e que fatores gerais e ambientais do indivíduo afetam a saúde oral e vice-versa [...]" (Carvalho; Carvalho, 2015).

Com relação à atuação da fonoaudiologia na saúde da pessoa idosa, o Conselho Federal de Fonoaudiologia, na Resolução n. 463, de 21 de janeiro de 2015, define as atribuições e competências relativas ao profissional fonoaudiólogo especialista em gerontologia (CFFa, 2015).

A referida resolução aponta, em seu art. 3º, item 2, que a função desse profissional é promover a saúde da pessoa idosa além de atuar em prol da "prevenção, avaliação, diagnóstico, habilitação/reabilitação dos distúrbios relacionados à audição, ao equilíbrio, à fala, à linguagem, à deglutição, à motricidade orofacial e à voz" (CFFa, 2015).

Com base nisso, o Conselho Regional de Fonoaudiologia da 1ª Região (Crefono) destaca que as atribuições do fonoaudiólogo podem ser relativas a: "sequelas de AVC ou outras alterações de origem neurológica; dificuldades de mastigar ou engolir alimentos; falhas de memória, problemas na compreensão ou na expressão verbal; indicação e adaptação de aparelhos auditivos; mudanças na qualidade da voz" (Crefono, 2024).

Entretanto, Cardoso e Luchesi (2019) destacam que muitas famílias e cuidadores desconhecem as atribuições desses profissionais e que isso acarreta atraso na busca pelo profissional e consequente atraso no início do tratamento, o que evidencia a importância da interação multidisciplinar e interdisciplinar no cuidado à pessoa idosa.

Essa percepção de direcionamento de qual especialidade poderá ser mais adequada pode ser orientada pelo médico geriatra, que tem como objetivo otimizar a capacidade funcional e melhorar a qualidade de vida e a autonomia dos idosos" atuando por meio de cuidado integral e em equipe multidisciplinar afim de cuidar "da saúde e das doenças da velhice, que lida com os aspectos físicos, mentais, funcionais e sociais, atuando nos cuidados agudos e crônicos, na reabilitação, na prevenção de agravos e nos cuidados paliativos. (Cancio; Silva, 2019, p. 1)

Por meio de uma avaliação geriátrica ampla, esse profissional, de maneira isolada ou em conjunto com a equipe multidisciplinar, pode identificar os problemas psicossociais e funcionais que atingem o paciente e indicar os profissionais que vão compor as equipes multidisciplinar e interdisciplinar visando a um tratamento global.

5.5 Terapeuta ocupacional e assistente social nas equipes multidisciplinar e interdisciplinar

Embora sejam os últimos profissionais das indicações abordadas aqui, o terapeuta ocupacional e o profissional do serviço social não são menos importantes. Todos têm sua relevância nos processos de recuperação e reabilitação na saúde da pessoa idosa.

O terapeuta ocupacional atua na "prevenção, tratamento e reabilitação de indivíduos que necessitem de cuidados físicos, motores, cognitivos, mentais, sensoriais e sociais com a finalidade de promover a máxima independência possível desses em seu cotidiano" (Schwanke et al., 2016, p. 14). Em outras palavras, a principal atuação desse profissional está relacionada ao desenvolvimento da capacidade funcional da pessoa idosa para realizar as atividades da vida diária, buscando ampliar a autonomia da pessoa idosa e, consequentemente, melhorar a qualidade de vida. Nas situações em que não é possível reabilitar a pessoa idosa a desenvolver, de modo independente, suas atividades diárias, o terapeuta ocupacional buscará adaptar o ambiente, tornando-o seguro e mais autônomo possível. A presença desse profissional nas equipes multidisciplinar e interdisciplinar foi reconhecida e regulamentada por meio da Resolução n. 316, de 19 de julho de 2006, do Conselho Federal de Fisioterapia e Terapia Ocupacional (Coffito, 2006).

A referida resolução determina que

> Artigo 1º – É de exclusiva competência do Terapeuta Ocupacional, no âmbito de sua atuação, avaliar as habilidades funcionais do indivíduo, elaborar a programação terapêutico-ocupacional e executar o treinamento das funções para o desenvolvimento das capacidades de desempenho das Atividades de Vida Diária (AVDs) e Atividades Instrumentais de Vida Diária (AIVDs) para as áreas comprometidas no desempenho ocupacional, motor, sensorial, percepto-cognitivo, mental, emocional, comportamental, funcional, cultural, social e econômico de pacientes.
>
> Artigo 2º– Compete ao Terapeuta Ocupacional o uso da Tecnologia Assistiva nas Atividades de Vida Diária (AVDs) e Atividades Instrumentais de Vida Diária (AIVDs) com os objetivos de:
>
> I – promover adaptações de jogos, brincadeiras e brinquedos;
>
> II – criar equipamentos, adaptações de acesso ao computador e software;

III – utilizar sistemas de comunicação alternativa, de órteses, de próteses e de adaptações;

IV – promover adequações posturais para o desempenho ocupacional por meio de adaptações instrumentais;

V – realizar adaptações para déficits sensoriais (visuais, auditivos, táteis, dentre outros) e cognitivos em equipamentos e dispositivos para mobilidade funcional;

VI – adequar unidades computadorizadas de controle ambiental;

VII – promover adaptações estruturais em ambientes domésticos, laborais, em espaços públicos e de lazer;

VIII – promover ajuste, acomodação e adequação do indivíduo a uma nova condição e melhoria na qualidade de vida ocupacional. (Coffito, 2006)

Já a atuação do profissional de serviço social nas equipes multidisciplinar e interdisciplinar relaciona-se à capacidade de vislumbrar possibilidades inovadoras que beneficiem a pessoa idosa no contexto social, visto que o objetivo dessa profissão é o "enfrentamento das várias manifestações da questão social e o empoderamento do sujeito, nas relações existentes entre capital-trabalho e na maneira que essas relações se expressam na vida dos indivíduos dos distintos segmentos sociais" (Pereira; Oliveira; Werner, 2015, p. 1).

As relações sociais também são de suma importância para a qualidade de vida das pessoas idosas. Assim, entre as atribuições desses profissionais, estão a verificação do apoio comunitário, a relação da pessoa idosa com a família, as pessoas que são o suporte social desse indivíduo, a relação dos vizinhos e dos amigos no processo de equipe de apoio, bem como a análise socioeconômica da pessoa idosa e da equipe de apoio (rede social) (Padula; Dantas, 2019).

As atribuições desses profissionais nas equipes inter e multidisciplinar são:

- Orientar sobre a importância do programa e da adesão ao tratamento tanto por parte dele como da família;
- Verificar com o paciente quais os profissionais que o atendem;
- Verificar se o paciente tem acesso à medicação prescrita pelo médico;
- Verificar se o paciente tem acesso à atividade física e reuniões educativas;
- Verificar se o paciente reside só ou acompanhado e quem auxilia no tratamento (saber se a família também aderiu ao tratamento);
- Verificar se o paciente encontra alguma dificuldade para adesão ao tratamento e fazer encaminhamentos necessários;
- Verificar se o paciente está sendo atendido pelo município no agendamento de consultas e exames para acompanhamento clínico;
- Apoiar e dar suporte às atividades educativas e na elaboração de estratégias para funcionamento do programa de atenção primária;
- Encaminhar o paciente a outros membros da equipe multiprofissional;
- Reunir-se com a equipe multiprofissional para discussão/resolução de casos específicos; participar das atividades educativas e da elaboração de estratégias;
- Registrar dados do paciente no plano de cuidados;
- Elaborar estudo de caso com a equipe.

Por fim, ressaltamos que a comunicação entre todos os profissionais que compõem a equipe, seja multidisciplinar ou interdisciplinar, é de suma importância para o reestabelecimento ou a reabilitação da pessoa idosa.

A atuação em conjunto, sob a supervisão de um gerontólogo, pode proporcionar a rápida ação dos profissionais envolvidos, resultando na promoção da saúde e reduzindo as chances de agravamento de quadro.

Para saber mais

Para enriquecer seu conhecimento sobre o trabalho de equipes multidisciplinares com pessoas idosas, sugerimos a leitura do artigo indicado a seguir, que relata a experiência de uma equipe multiprofissional de residentes na assistência à saúde da pessoa idosa. É um trabalho que apresenta a prática na relação da equipe no cuidado e na assistência.

REMOR, C. B. et al. Ambulatório multiprofissional de geriatria: uma perspectiva de assistência à saúde do idoso na busca da interdisciplinaridade. **Revista Brasileira de Ciências do Envelhecimento Humano**, v. 8, n. 3, p. 392-399, set./dez. 2011. Disponível em: <http://seer.upf.br/index.php/rbceh/article/view/1597/pdf>. Acesso em: 30 out. 2024.

Síntese

Neste capítulo, buscamos mostrar que um único profissional não consegue atender a todas as necessidades da pessoa idosa. Como abordamos, para que a assistência seja integral, é necessário que o atendimento seja ou multidisciplinar ou interdisciplinar.

Explicamos que a multidisciplinariedade é o conjunto de ações de vários profissionais, cada um em sua especialidade e individualmente, que buscam ampliar a qualidade de vida do paciente, e que a interdisciplinariedade ocorre quando esses diversos profissionais de saúde mantêm uma inter-relação entre suas ações e a dos outros, a fim de que cada um possa contribuir para o cuidado e/ou reestabelecimento da saúde do paciente.

Por fim, ressaltamos como é a atuação de alguns dos profissionais da saúde que, comumente, atuam em equipes multi e interdisciplinares.

Todos eles, embora tenham perspectivas diferentes de atuação, convergem para o mesmo objetivo: promover a melhor qualidade de vida possível ao paciente, tornando-o mais independente e autônomo possível.

Questões para revisão

1. Qual a diferença entre interdisciplinaridade e multidisciplinaridade no cuidado à saúde de idosos?

2. Assinale a alternativa que descreve corretamente as funções dos profissionais nas equipes multi e interdisciplinar no cuidado a pessoas idosas:

    a) O enfermeiro é responsável apenas pelo exame físico e não participa do planejamento do cuidado. O farmacêutico lida, exclusivamente, com a administração de medicamentos, sem considerar reações adversas. O fisioterapeuta concentra-se apenas na prevenção de quedas, sem atuar na qualidade de vida do paciente.

    b) O enfermeiro conduz o exame físico, identifica alterações clínicas e fatores de risco, aplicando testes para criar um plano de cuidado individualizado. O farmacêutico monitora a farmacocinética e a farmacodinâmica, prevenindo reações adversas e polifarmácia. O fisioterapeuta promove a recuperação e a prevenção de quedas, fortalecendo a musculatura e melhorando a qualidade de vida da pessoa idosa.

c) O enfermeiro aplica testes multidimensionais, mas não lida com a criação de planos de cuidado. O farmacêutico se concentra apenas em identificar reações adversas, sem considerar polifarmácia. O fisioterapeuta trabalha apenas na reabilitação pós-queda.

d) O enfermeiro faz exames físicos e diagnósticos, mas não faz planejamento de cuidado. O farmacêutico se limita a fornecer medicamentos, sem acompanhamento. O fisioterapeuta volta-se para atividades motoras, sem considerar a qualidade de vida do paciente.

e) O enfermeiro trabalha de modo independente, sem integrar suas ações com outros profissionais. O farmacêutico monitora a administração de medicamentos, mas não a farmacocinética. O fisioterapeuta apenas orienta o paciente sobre atividades físicas, sem envolver-se na recuperação de funções debilitadas.

3. Assinale a alternativa que descreve corretamente a função do nutricionista nas equipes multidisciplinar e interdisciplinar no cuidado a pessoas idosas:

a) O nutricionista é responsável apenas pela prescrição de suplementos vitamínicos para pacientes com deficiência nutricional.

b) O nutricionista trabalha exclusivamente com pacientes hospitalizados, sem interagir com outros profissionais da equipe de saúde.
c) O nutricionista avalia as necessidades nutricionais decorrentes de desnutrição e desequilíbrios metabólicos, prescreve e monitoriza a terapia nutricional, considerando estado geral do indivíduo, aceitação alimentar, nível de consciência e interação familiar.
d) O nutricionista concentra-se apenas na redução de peso dos pacientes idosos, sem considerar outros aspectos da saúde.
e) O nutricionista avalia apenas a composição corporal dos pacientes, sem prescrever ou monitorar a terapia nutricional.

4. Assinale a alternativa que indica a principal função do odontólogo nas equipes multidisciplinar e interdisciplinar de saúde para o cuidado às pessoas idosas:
   a) Prescrever medicamentos para doenças sistêmicas.
   b) Realizar exclusivamente procedimentos estéticos dentários.
   c) Promover ações educativas, prevenção e tratamento de problemas bucais, considerando as particularidades do envelhecimento e suas comorbidades.
   d) Administrar o uso de próteses auditivas.
   e) Fornecer cuidados paliativos exclusivamente para pacientes terminais.

5. Qual é a principal função do terapeuta ocupacional nas equipes multi e interdisciplinar de saúde para o cuidado a pessoa idosa?

Questões para reflexão

1. Como a abordagem transdisciplinar pode contribuir para melhorar a qualidade de vida de pessoas idosas com condições crônicas complexas, como a doença de Alzheimer? Quais são os desafios associados à implementação dessa abordagem na prática?

2. Como a colaboração entre o enfermeiro, o farmacêutico e o fisioterapeuta pode otimizar o cuidado às pessoas idosas com múltiplas comorbidades? Quais são os desafios que essa equipe interdisciplinar pode enfrentar para garantir um tratamento eficaz e seguro?

3. Como a colaboração entre o nutricionista e outros profissionais, como o educador físico e o psicólogo, pode influenciar positivamente a qualidade de vida das pessoas idosas, especialmente aquelas com múltiplas comorbidades e problemas emocionais? Quais são os desafios na implementação de um cuidado realmente integrado e eficaz?

Capítulo 6
Educação para o envelhecimento

Conteúdos do capítulo

- Surgimento e organização da área de gerontologia no Brasil.
- Relevância dos profissionais das áreas de gerontologia.
- Importância da educação para a pessoa idosa e sobre o envelhecimento.

Após o estudo deste capítulo, você será capaz de:

1. explicar o processo de construção da gerontologia no Brasil;
2. compreender o papel dos cursos de graduação e de pós-graduação em gerontologia;
3. reconhecer o papel da educação e da gerontecnologia.

6.1 Formação da gerontologia no Brasil

A área de gerontologia existe no Brasil desde a década de 1950, quando "foram criados os primeiros grupos de estudo e as primeiras jornadas de geriatria, no Hospital Estadual Miguel Couto e na Santa Casa de Misericórdia do Rio de Janeiro" (Neri; Pavarini, 2016). Apenas 10 anos depois desses atos de pioneirismo, foi fundada a Sociedade Brasileira de Geriatria (SBG), que se integrou à Associação Médico Brasileira, em 1962.

A gerontologia nasceu da necessidade que emergiu da sociedade de estudar o processo de envelhecimento, em razão do aumento do número de pessoas idosas, cujas razões já abordamos nos capítulos anteriores. Esse crescimento progressivo foi alterando o gráfico etário da população da maioria dos países, o qual, agora, tem um formato bem diferente do tradicional piramidal (cuja base é mais larga do que o topo).

Atualmente, o gráfico que representa a distribuição da população está afunilando na base e alargando no meio, o que denota que, no futuro, teremos uma pirâmide invertida. Essa pirâmide será constituída por mais pessoas idosas do que as demais faixas etárias. Nesse contexto, o gerontólogo tem se tornado um profissional bastante requisitado para atender a essa crescente demanda da sociedade.

No início de sua criação, a missão da SBG era "convencer a sociedade de que o problema médico-social da velhice já era uma realidade e que este era um assunto digno de ser considerado pela ciência e pela Medicina" (Neri; Pavarini, 2016). Para tanto, em 1962, abriu a possibilidade de outros profissionais (de diferentes áreas de formação) filiarem-se à sociedade e, em

1968, acrescentou a área da gerontologia, tornando-se Sociedade Brasileira de Geriatria e Gerontologia (SBGG).

Nesse mesmo ano, a SBGG passou a conferir o certificado de especialista em geriatria e gerontologia social. Até 2015, tinham sido emitidos mais de 993 certificados, sendo 782 em geriatria e 211 em gerontologia. O título expedido pela SBGG requer que o profissional esteja aprovado no Concurso de Título de Especialista em Gerontologia (Ctego), com normas determinadas em edital elaborado pela entidade (SBGG, 2024a).

Com a elevada demanda, o número de profissionais com formação para cuidar da população idosa ainda é insuficiente, visto que o ideal seria um geriatra para cada 10 mil pessoas idosas. Atualmente, no entanto, a proporção é mais de 12 mil pessoas idosas para cada geriatra. Com o agravante de que a maior parte desses profissionais está concentrada nos estados do sul e do sudeste do país, prejudicando o atendimento de uma grande parcela da população (SBGG, 2024b).

No Quadro 6.1, podemos conferir essa distribuição com base em dados de 2017.

Quadro 6.1 – Proporção de geriatras nos estados brasileiros

Proporção de geriatras nos estados			
UF	Geriatra: Idoso	UF	Geriatra: Idoso
MA	1 para 57.714	RN	1 para 15.312
PA	1 para 39.380	MT	1 para 14.884
AC	1 para 35.000	RS	1 para 14.561
RO	1 para 31.333	SC	1 para 13.158
MS	1 para 29.916	PE	1 para 12.980
CE	1 para 28.222	AP	1 para 12.500
TO	1 para 26.714	RR	1 para 12.333
BA	1 para 25.585	BRASIL	1 para 12.086
PI	1 para 23.684	DF	1 para 11.300

(continua)

(Quadro 6.1 – conclusão)

Proporção de geriatras nos estados			
UF	Geriatra: Idoso	UF	Geriatra: Idoso
PB	1 para 23.500	ES	1 para 10.275
AL	1 para 21.523	RJ	1 para 9.348
SE	1 para 18.125	MG	1 para 8.795
GO	1 para 16.218	SP	1 para 7.929
PR	1 para 15.464	AM	1 para 3.666

Fonte: Canhisares; Cury, 2024.

A falta de profissionais pode ser suprida com a sensibilização da sociedade para a área, além da ampliação de acesso aos cursos de ensino superior (graduação e pós-graduação), profissionalizantes e outros.

6.2 Cursos de graduação

Os cursos de graduação surgem para atender à demanda da sociedade quando se percebe que determinada área está defasada de conhecimento. Sendo assim, as instituições de ensino passam a propor ao Ministério da Educação (MEC) a oferta de um curso de graduação para atender àquele nicho. O MEC, por sua vez, avaliará a necessidade e a justificativa dada pelas instituições de ensino e permitirá, ou não, a abertura de um curso inovador.

Esse mesmo processo vem se desenvolvendo com a gerontologia. Os cursos de bacharelado e de superior de tecnologia em Gerontologia não estão disponíveis no catálogo do MEC. Dessa forma, são considerados ainda cursos experimentais. Segundo o MEC, são cursos "inovadores, demandados pelo mundo do trabalho, que já estão sendo ofertados, mas ainda não integram o Catálogo, pois não foram analisados pelo MEC" (Brasil, 2024b).

Os cursos têm a mesma validade de qualquer outro que esteja presente no catálogo do MEC, uma vez que ele foi previamente autorizado pelo ministério para funcionar.

Eles ainda não foram regulamentados porque a criação dos primeiros cursos e a expansão da área são recentes. O primeiro curso superior de Gerontologia surgiu em 2005, oferecido pela Universidade de São Paulo (USP) e, em 2009, também a Universidade Federal São Carlos (UFSCar) passou a ofertar o curso. A demanda surgiu em virtude da constatação do envelhecimento populacional e da percepção da necessidade de se ampliar o conhecimento para atender essa parcela populacional, como relatam Neri e Pavarini (2016, p. 1.594):

> Os cursos de graduação em Gerontologia são experiências relativamente recentes em todo o mundo. Foi estabelecida uma relação entre o número de cursos de graduação de um país e a razão dependência calculada para a sua população de 65 anos e mais. Quanto maior a razão de dependência da população com 65 anos ou mais, maior é o número de cursos de graduação em Gerontologia oferecidos pelos países, sugerindo que os cursos atendem a uma demanda das sociedades.

Existem 29 cursos superiores ativos cadastrados no e-MEC, *site* do Ministério da Educação[1] que permite conferir a situação dos cursos e instituições de ensino, dos quais 5 são bacharelados e 24 de tecnologia (Brasil, 2024a). Como vemos, 18 anos após a criação do primeiro, surgiram mais 28 cursos. Desse total, 16 tiveram início entre 2006 e 2020; 10 em 2021 e 3 em 2022.

Esses dados mostram que, apenas recentemente, a sociedade despertou para a necessidade desse profissional, o que deixa

---

1 Disponível em: <https://emec.mec.gov.br/>. Acesso em: 25 out. 2024.

evidente que há uma lacuna a ser ocupada. A profissão, no entanto, ainda não é regulamentada. Por essa razão, atualmente, as instituições de ensino superior, junto aos profissionais atuantes na gerontologia, promovem um movimento bem articulado para solicitar a aprovação da profissão. Obviamente, quanto mais profissionais e discentes, mais fortalecida estará a área. Outros dos principais motivos da solicitação de reconhecimento da profissão é a inexistência de um conselho de classe para esses profissionais, um órgão que regule a profissão.

Agora que já conhecemos os motivos da abertura dos cursos e como ela ocorre, vamos explicar a diferença entre o curso de bacharelado e o tecnológico. Um curso superior de bacharelado tem caráter mais generalista, formando um profissional com conhecimento teórico mais aprofundado, porém mais abrangente, permitindo o contato com as várias possibilidades de atuação.

Já o tecnólogo é mais específico e voltado à prática da profissão. Por isso, o curso de bacharelado é mais longo (com mais horas de curso) do que o tecnológico (carga horária menor), já que "a teoria fica em segundo plano e as disciplinas técnicas ganham destaque" (Blog do EaD, 2024).

Considerando as questões práticas da profissão, podemos fazer uma analogia com os dois cursos imaginando que o curso de bacharelado é uma piscina e o de tecnologia, um poço: o primeiro é mais raso em relação à prática, e o segundo é mais profundo nesse aspecto.

Agora que já conhecemos o curso de graduação, vamos falar sobre a pós-graduação em Gerontologia.

6.3 Cursos de pós-graduação

Como já mencionamos, uma das possibilidades de ampliar o número de profissionais que se dedicam ao cuidado de pessoas idosas é por meio de cursos de pós-graduação, sejam os de especialização (*latu sensu*), que visa ao desenvolvimento de habilidades profissionais, sejam os de mestrado e de doutorado (*stricto sensu*), com maior direcionamento para a área acadêmica, como a docência ou a pesquisa.

Atualmente, existem 892 cursos de especialização em Gerontologia ativos cadastrados no e-MEC e 373 com a denominação de *geriatria*. Considerando que os cursos são ofertados em âmbito nacional, percebemos que não há uma oferta tão expressiva, pois, ao compararmos com outras áreas da saúde, como a saúde pública, identificamos a disparidade, uma vez que são mais de mil cursos de especialização ativos dessa área cadastrados no Brasil, ou mesmo na área da enfermagem, que ultrapassa a marca de quatro mil cursos (Brasil, 2024a).

Destacamos, entretanto, que os últimos anos foram bem expressivos na oferta de cursos de Gerontologia: em 2015, havia apenas 82 cursos cadastrados no e-MEC com a denominação *gerontologia*, 20 deles não estavam com ofertas vigentes

É bem possível que a ampliação da oferta seja decorrente da percepção sobre o envelhecimento populacional, mas a falta de iniciativa dos profissionais em buscar a especialização na área faz com que a oferta ainda seja tímida (Neri; Pavarini, 2016).

O fato de o número de cursos de pós-graduação ter aumentado expressivamente nos últimos anos é benéfico, uma vez que as pesquisas relativas à temática se ampliam, o que faz com que desperte na sociedade o interesse pelo tema do envelhecimento e amplie a discussão e as políticas públicas voltadas para a população idosa.

6.4 Educação e gerontotecnologia

A educação em escolas, como a conhecemos hoje, surgiu ainda na Idade Média, com escolas religiosas para formar padres e religiosos. Posteriormente, o ensino passou a ser bem-visto pelos governantes, que perceberam que seria possível capacitar seus súditos para executarem as atividades do governo por meio da educação.

Com a expansão do ensino, passamos a refletir sobre como ensinar, sobre as questões pedagógicas, assim, a educação tornou-se uma ciência. Embora considerada uma ciência, ela ainda tinha como objetivo primeiro a educação para crianças e jovens, porque o foco era capacitar para o trabalho.

Os objetivos da educação passaram a ser modificados somente em meados do século XX, em razão de três importantes momentos históricos: 1) a Segunda Guerra Mundial, quando a sociedade passou a se perguntar como a educação de adultos poderia ajudar a amenizar os estragos provocados pelas guerras; 2) as profundas mudanças do mercado de trabalho, que trouxeram a percepção de que o que foi aprendido enquanto criança e jovem não era o suficiente para manter um bom desempenho profissional por toda a vida; 3) a percepção de que grande parte da população adulta e idosa era de analfabetos (Doll, 2018), principalmente em países em desenvolvimento. Dessa forma, iniciava-se a educação de adultos e de pessoas idosas.

As mudanças no mercado de trabalho são constantes até os dias atuais, levando as pessoas idosas a buscar, cada vez mais, pela educação formal, seja para recolocação no mercado de trabalho, seja para progressão salarial.

Todavia, a busca pela educação formal apenas em razão da demanda do mercado de trabalho impede que o indivíduo procure pela educação para a terceira idade, que é o foco da gerontologia educacional, sobre a qual trataremos na próxima seção.

Pensando na educação para a terceira idade, surgiu a gerontecnologia educativa, um campo interdisciplinar que une gerontologia – o estudo científico do envelhecimento – à tecnologia. A área envolve pesquisa, concepção, desenvolvimento e aprimoramento de técnicas, produtos e serviços para pessoas idosas, com o objetivo de criar um ambiente tecnológico inovador, adaptado às necessidades físicas e cognitivas das pessoas idosas para promover saúde, independência, conforto e segurança.

A gerontecnologia facilita, portanto, a integração social e a participação ativa das pessoas idosas na sociedade. Formalmente, ela é o estudo e a adaptação de recursos tecnológicos para melhorar saúde, moradia, mobilidade, comunicação, lazer e trabalho das pessoas idosas, visando assegurar-lhes uma vida saudável e digna.

Sua origem vem da interação entre diversos ramos das ciências, com o objetivo de fornecer suporte tecnológico e cuidados para pessoas idosas e seus familiares cuidadores. Ao desenvolver produtos, ambientes e serviços voltados para melhoria do cotidiano das pessoas idosas, ela lhes proporciona melhor qualidade de vida (Neri, 2005; Ilha, 2018).

Essas tecnologias voltam-se principalmente para o cuidado à saúde das pessoas idosas, levando em consideração o envelhecimento e o processo saúde/doença, para promover cuidado, corresponsabilidade e coparticipação (Barros, 2012; Ilha, 2018).

É importante ressaltar que a gerontotecnologia, muitas vezes, não faz referência a um produto específico, mas sim ao resultado de um conjunto de ações voltadas para o cuidado em saúde. Ao abordar a pessoa idosa de maneira multidimensional, ela abarca toda a rede de relações e as interações que a envolvem. Esse processo resulta em gerontotecnologias que articulam diversos conhecimentos, evidenciando a importância do envolvimento dos familiares cuidadores no cuidado à pessoa idosa com demência, por exemplo (Brasil, 2008; Ilha, 2018).

6.5 Gerontologia educacional

O debate sobre a gerontologia educacional é relativamente novo, tanto que nem mesmo conseguimos encontrá-la como uma subárea de conhecimento da gerontologia social. Ela está relacionada ao processo ensino-aprendizagem para pessoas na fase adulta e abrange os estudos que envolvem a própria pessoa idosa, os diversos profissionais que cuidam da saúde das pessoas idosas em diferentes instâncias e a sociedade em geral.

Segundo Lins (2020, p. 50), a gerontologia educacional é "como um interessante campo de trabalho profissional e acadêmico ligado ao estudo e à intervenção especializados dos fatores e elementos que conferem uma maior compreensão da dimensão educativa do envelhecimento e da velhice".

Apesar de ainda incipiente no Brasil, a gerontologia educacional pode ser dividida em três vertentes: 1) educação da pessoa idosa, voltada para a própria pessoa idosa, quando ela busca ampliar seus estudos, ou seja, quando ela é o(a) estudante; 2) gerontologia educativa, voltada para o público geral e específica sobre a pessoa idosa; 3) gerontologia acadêmico-profissional, destinada à educação de profissionais que irão trabalhar com a pessoa idosa (Lins, 2020).

Nesta seção, vamos discutir sobre a educação da pessoa idosa. Por anos, o Brasil pouco investiu e incentivou a educação de jovens e adultos, e uma grande parcela da população brasileira não teve oportunidade de estudar durante as fases de vida consideradas "normais" para essa atividade. Dessa forma, parte da população tornou-se pessoa idosa com baixa escolaridade.

Na Lei n. 9.394, de 20 de dezembro de 1996, Lei de Diretrizes e Bases da Educação Nacional (LDB), não há nenhum direcionamento sobre a educação voltada para as pessoas idosas, nem mesmo nos artigos que citam orientações para o ensino de jovens e adultos (EJA) (Brasil, 1996). Encontramos a menção à educação para a população idosa apenas em duas regulamentações brasileiras.

A primeira que faz uma breve menção sobre a educação formal para pessoas idosas é a Política Nacional da Pessoa Idosa, regulamentada pela Lei n. 8.842, de 4 de janeiro de 1994:

> Art. 10. Na implementação da política nacional da pessoa idosa, são competências dos órgãos e entidades públicos:
>
> [...]
>
> III – na área de educação:
>
> a) adequar currículos, metodologias e material didático aos programas educacionais destinados ao idoso;
>
> b) inserir nos currículos mínimos, nos diversos níveis do ensino formal, conteúdos voltados para o processo de envelhecimento, de forma a eliminar preconceitos e a produzir conhecimentos sobre o assunto;
>
> c) incluir a Gerontologia e a Geriatria como disciplinas curriculares nos cursos superiores;

d) desenvolver programas educativos, especialmente nos meios de comunicação, a fim de informar a população sobre o processo de envelhecimento;

e) desenvolver programas que adotem modalidades de ensino à distância, adequados às condições da pessoa idosa;

f) apoiar a criação de universidade aberta para a terceira idade, como meio de universalizar o acesso às diferentes formas do saber. (Brasil, 1994)

A segunda é a Lei n. 10.741, de 1 de outubro de 2003, que cria o Estatuto da Pessoa Idosa e aborda de maneira clara e contundente a participação e a inclusão da pessoa idosa nos estabelecimentos de educação:

CAPÍTULO V

Da Educação, Cultura, Esporte e Lazer

Art. 20. O idoso tem direito a educação, cultura, esporte, lazer, diversões, espetáculos, produtos e serviços que respeitem sua peculiar condição de idade.

Art. 21. O Poder Público criará oportunidades de acesso da pessoa idosa à educação, adequando currículos, metodologias e material didático aos programas educacionais a ele destinados.

§ 1º Os cursos especiais para idosos incluirão conteúdo relativo às técnicas de comunicação, computação e demais avanços tecnológicos, para sua integração à vida moderna.

§ 2º Os idosos participarão das comemorações de caráter cívico ou cultural, para transmissão de conhecimentos e vivências às demais gerações, no sentido da preservação da memória e da identidade culturais.

Art. 22. Nos currículos mínimos dos diversos níveis de ensino formal serão inseridos conteúdos voltados ao processo de envelhecimento, ao respeito e à valorização da pessoa idosa, de forma a eliminar o preconceito e a produzir conhecimentos sobre a matéria.

Art. 23. A participação dos idosos em atividades culturais e de lazer será proporcionada mediante descontos de pelo menos 50% (cinquenta por cento) nos ingressos para eventos artísticos, culturais, esportivos e de lazer, bem como o acesso preferencial aos respectivos locais.

Art. 24. Os meios de comunicação manterão espaços ou horários especiais voltados aos idosos, com finalidade informativa, educativa, artística e cultural, e ao público sobre o processo de envelhecimento.

Art. 25. As instituições de educação superior ofertarão às pessoas idosas, na perspectiva da educação ao longo da vida, cursos e programas de extensão, presenciais ou a distância, constituídos por atividades formais e não formais. (Brasil, 2003)

Todas essas informações nos levam a concluir que o assunto não está em pauta, portanto não há planos para a ampliação do serviço para a população idosa. Como o serviço oferecido atualmente é ineficiente para atender às demandas desse grupo, é preciso capacitar os profissionais para atender às pessoas idosas e aplicar metodologias que possam ser adequadas para essa população por meio de atendimento especializado.

Na Figura 6.1, descrevemos três aspectos fundamentais para a educação da pessoa idosa, segundo Cachioni et al. (2015).

Figura 6.1 – Aspectos para a educação da pessoa idosa

1) Aspecto humano
- O professor e o aluno: "a aprendizagem deve concentrar-se no educando, conduzida por ele: professor deve ter o papel de facilitador".

2) O paradigma didático
- A aula deve ser um lugar de encontro, de interação social e intercâmbio de experiências, para que o conhecimento deve ser socialmente compartilhado".

3) Conceitualização da aprendizagem
- "Deve ser significativa – os novos conhecimentos precisam ter um valor prático e relevante para a vida" da pessoa idosa.
- Despertar o interesse do aluno e aliar o conhecimento a vida cotidiana do idoso"

Fonte: Elaborado com base em Cachioni et al., 2015.

Os aspectos listados na Figura 6.1 orientam que o processo de ensino-aprendizagem para as pessoas idosas deve ser diferente dos processos para outros públicos. As metodologias, por exemplo, devem ser mais expositivas e seguidas de dinâmicas de grupo, visto que a interação com outras pessoas torna o processo mais atrativo e facilita a assimilação. Além disso, o incentivo à participação e ao debate de ideias é outro ponto favorável (Cachioni et al., 2015).

Diferentemente do que muitos acreditam, Araujo, Lanzarin e Medeiros (2015) defendem que as pessoas idosas podem e devem buscar a educação formal por meio da educação a distância porque, além de ser um benefício pela aquisição de conhecimento, há também as vantagens da inclusão digital em outras esferas da vida desse indivíduo, como na socialização e nos estímulos cognitivos, musculares e motores.

Os autores destacam a importância de removermos as barreiras iniciais da pessoa idosa em relação às novas tecnologias de informação e de comunicação, para que possam perceber os benefícios dessas ferramentas em seu dia a dia.

Para tanto, é necessário sensibilizar a sociedade para a questão da educação das pessoas idosas, pois a falta de escolaridade aumenta a dificuldade da pessoa idosa de se manter economicamente, tornando-a dependente de familiares e de amigos. Em outras palavras, essa falta de recursos tira a autonomia e o poder de decisão da pessoa idosa e a torna mais vulnerável perante a sociedade.

Para saber mais

Para aprofundar os conhecimentos a respeito da educação gerontológica, sugerimos a leitura do texto indicado a seguir.

SILVA, J. de O. N. da; CAMACHO, A. C. L. F. Tecnologias educacionais na promoção do envelhecimento ativo: revisão integrativa. **Cuadernos de Educación y Desarrollo**, v. 16, n .6, p. 1-20, 2024. Disponível em: https://ojs.europubpublications.com/ojs/index.php/ced/article/view/4187/3422. Acesso em: 30 out. 2024.

Síntese

Neste capítulo, abordamos o surgimento da gerontologia e sua relação com a educação. A área surgiu e tem se expandido diante das necessidades da sociedade decorrentes do aumento do número de pessoas idosas. As causas principais desse crescimento foram a melhora nas condições de saúde da população e a evolução tecnológica. Em decorrência do envelhecimento populacional, a profissão de gerontólogo surgiu para atender a essa necessidade, porém o número de profissionais com formação nessa área ainda é deficiente em comparação com a população idosa.

Apontamos também que as instituições de ensino, percebendo a defasagem nessa área, passaram a ofertar cursos profissionalizantes, cursos de graduação e de pós-graduação, visando ampliar o conhecimento e a formação de profissionais para atender a essa parcela populacional.

Por fim, destacamos a importância da sensibilização da sociedade para a questão da educação relacionada à pessoa idosa, pois a falta de escolaridade torna a pessoa idosa mais vulnerável perante a sociedade.

Questões para revisão

1. Assinale a alternativa correta sobre a história da gerontologia e a atuação de geriatras no Brasil:
   a) A Sociedade Brasileira de Geriatria e Gerontologia (SBGG) foi criada em 1968 e, até 2015, conferiu mais de 993 certificados, sendo a maioria para a área de geriatria.
   b) A gerontologia surgiu no Brasil apenas no início dos anos 2000, com a fundação da Sociedade Brasileira de Gerontologia.
   c) O Brasil tem atualmente mais geriatras do que o ideal necessário para atender a população idosa, com uma proporção de um geriatra para cada mil pessoas idosas.
   d) A maior concentração de geriatras no Brasil está nos estados do norte e do nordeste, onde a demanda é menor.

e) O título de especialista em Geriatria e Gerontologia é conferido apenas por instituições internacionais, não sendo regulamentado no Brasil.

2. Assinale a alternativa correta sobre os cursos de graduação em gerontologia e suas características:
   a) O primeiro curso de graduação em Gerontologia no Brasil foi criado pela Universidade Federal de São Carlos (UFSCar) em 2005.
   b) Os cursos de bacharelado e de tecnologia em Gerontologia no Brasil estão, atualmente, regulamentados e catalogados no Ministério da Educação.
   c) Cursos superiores de tecnologia em Gerontologia são mais voltados à prática da profissão e têm uma carga horária menor em comparação aos cursos de bacharelado.
   d) A razão de dependência calculada para a população de 65 anos ou mais não influencia a quantidade de cursos de graduação em Gerontologia oferecidos em um país.
   e) Os cursos de graduação em Gerontologia são experiências muito antigas e foram estabelecidos em vários países ao longo do século XX.

3. Assinale a alternativa correta sobre a oferta de cursos de pós-graduação em Gerontologia no Brasil:
   a) Atualmente, o número de cursos de especialização em Gerontologia é superior ao número de cursos de especialização em Geriatria.
   b) Em 2015, havia mais cursos de especialização em Gerontologia ativos do que em 2024.
   c) O número de cursos de especialização em Gerontologia no Brasil ultrapassa a quantidade de cursos de especialização em Saúde Pública.

d) A oferta de cursos de pós-graduação em Gerontologia no Brasil tem diminuído nos últimos anos em razão da baixa demanda.

e) Os cursos de especialização em Gerontologia são mais numerosos do que os cursos de especialização em Enfermagem.

4. Explique o que é gerontecnologia.

5. Quais leis e/ou documentos orientam sobre a educação para as pessoas idosas no Brasil?

Questões para reflexão

1. Considerando a recente introdução dos cursos de graduação em Gerontologia e o crescente reconhecimento da importância dessa área, aponte quais são os desafios e as oportunidades associados à regulamentação da profissão de gerontólogo no Brasil. Em sua resposta, considere os seguintes aspectos: a) a importância da regulamentação para a formação e a prática profissional em Gerontologia; b) os impactos da falta de um conselho de classe para os profissionais da área; c) os desafios que os cursos de graduação e de pós-graduação enfrentam para atender à demanda crescente por especialistas em Gerontologia; d) como a regulamentação pode influenciar a qualidade do atendimento à pessoa idosa e a atuação dos profissionais na sociedade.

2. Considerando o cenário atual da oferta de cursos de pós-graduação em Gerontologia, reflita sobre os impactos que a ampliação desses cursos pode ter na formação de profissionais especializados e na melhoria dos cuidados para a população

idosa, bem como seu papel na qualificação dos profissionais que atuam na área de gerontologia e sua importância para o atendimento de uma população envelhecida.

3. Considerando a evolução da educação e o surgimento da gerontologia educacional e da gerontecnologia, aponte como essas áreas podem contribuir para a melhoria da qualidade de vida das pessoas idosas.

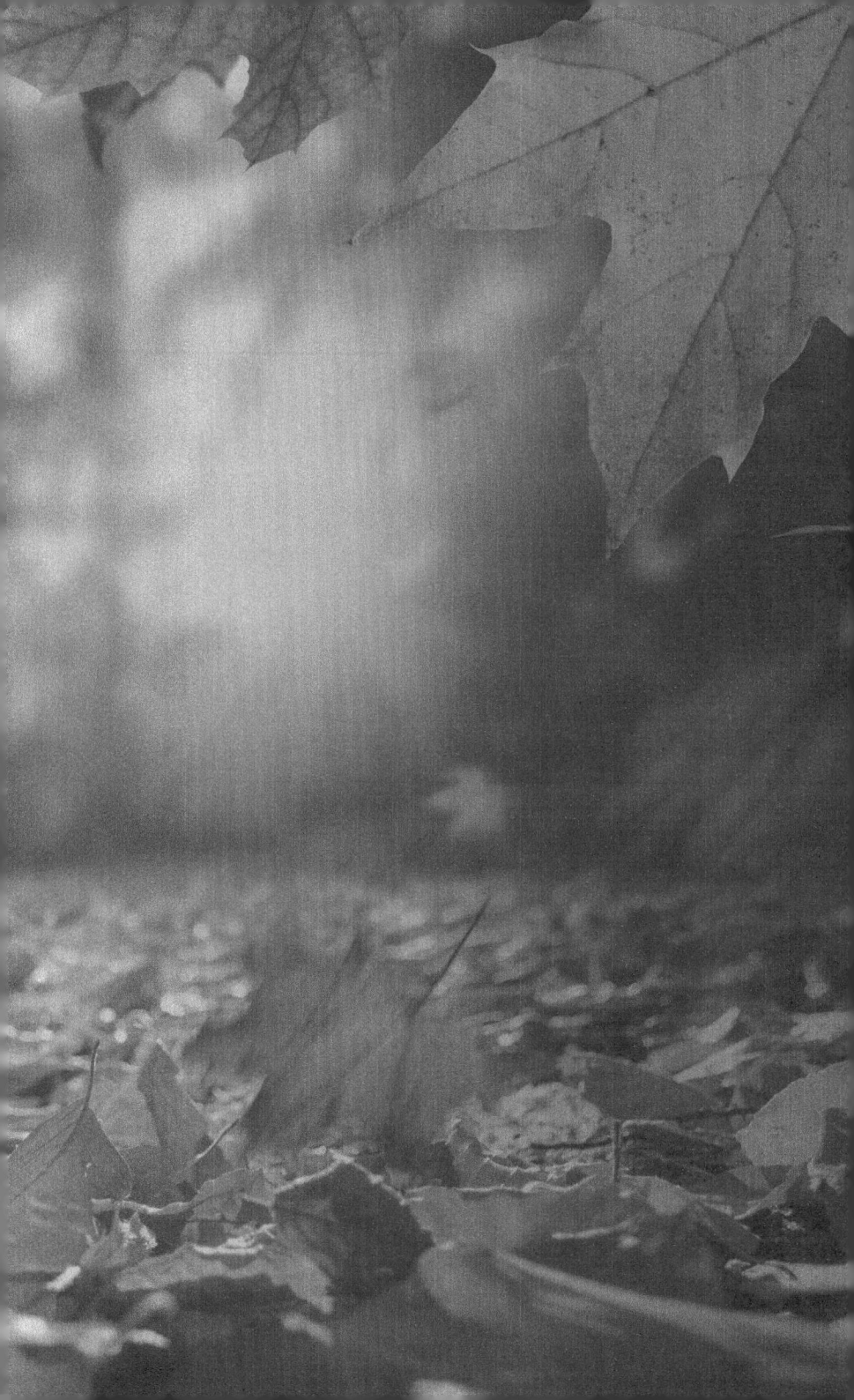

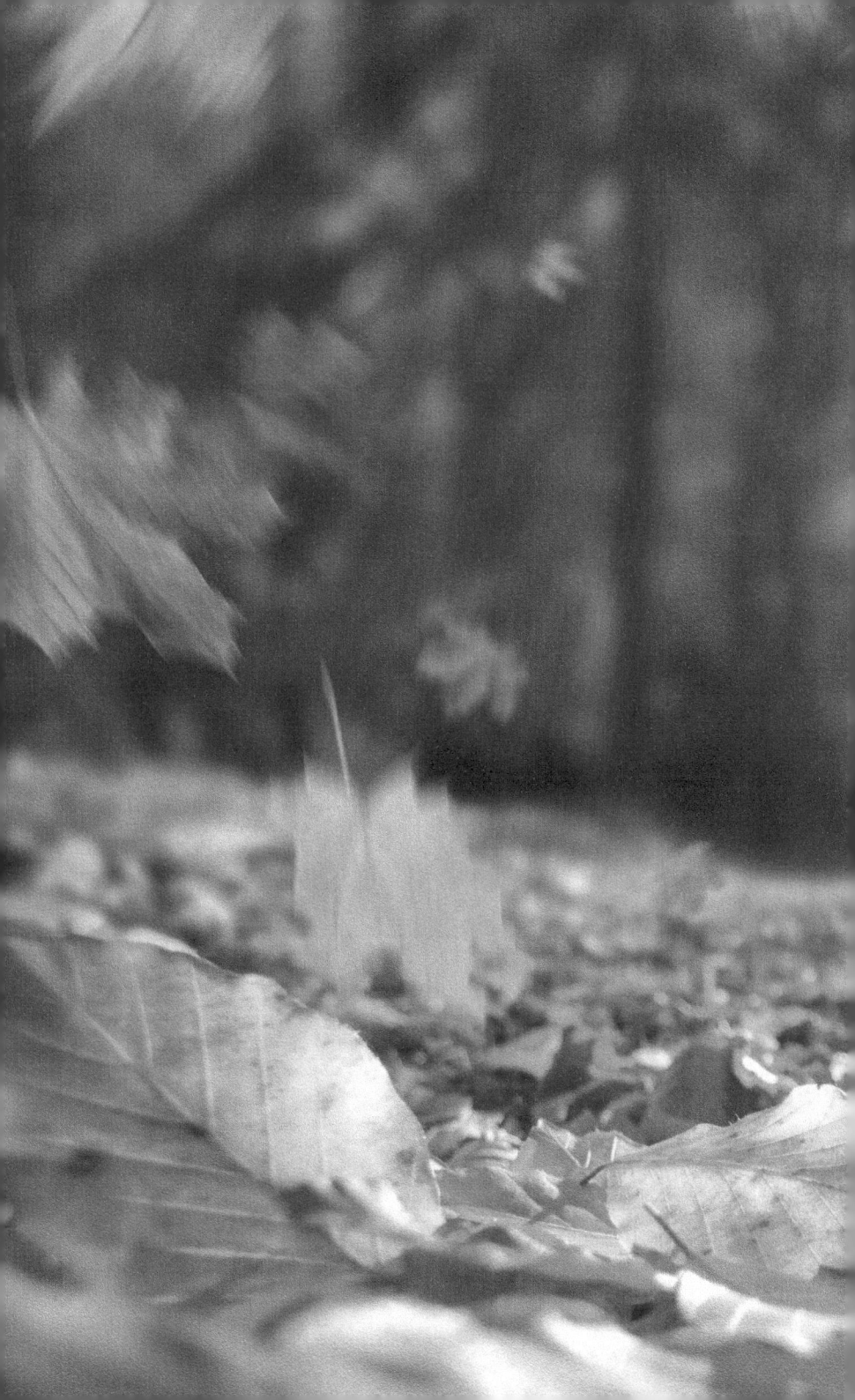

Considerações finais

O ciclo vital abrange todas as fases do desenvolvimento humano. Todas as transformações biológicas, psicológicas e sociais ocorridas no decorrer desse tempo refletirão no processo de envelhecimento, parte inevitável desse ciclo. As mudanças naturais que afetam a saúde e a funcionalidade dos indivíduos trazem desafios não apenas para a pessoa idosa e sua família, mas também para a sociedade e os governos. No Brasil e no mundo, temos acompanhado o envelhecimento da população de maneira bastante expressiva. Segundo a Organização Mundial da Saúde (OMS), em países desenvolvidos, a partir dos 65 anos, os indivíduos estão nessa faixa da população; em países em desenvolvimento, a partir dos 60 anos. Esse envelhecimento é resultado de uma transição demográfica causada pela diminuição das taxas de natalidade e de mortalidade nas últimas décadas. Métodos anticoncepcionais mais eficientes e maior presença feminina no mercado de trabalho levam à diminuição da taxa de natalidade. O avanço da medicina e a melhora da qualidade de vida provocam a queda na taxa de mortalidade.

Para lidar com o envelhecimento de modo eficaz, é necessário adotarmos uma abordagem ou interdisciplinar ou multidisciplinar que integre conhecimentos de áreas como gerontologia, psicologia e medicina. Além disso, a educação em saúde desempenha papel fundamental em capacitar as pessoas idosas para gerenciar sua própria saúde e promover um envelhecimento ativo. A combinação dessas disciplinas e dessas abordagens garante um cuidado abrangente e eficaz para a população idosa, promovendo a vida saudável e digna.

O estudo do envelhecimento humano e as práticas associadas a ele são, portanto, fundamentais para que possamos garantir que as pessoas idosas vivam com dignidade, com saúde e com qualidade de vida. A integração de conhecimentos de diferentes áreas e a aplicação de tecnologias e estratégias educacionais são essenciais para atender às complexas necessidades dessa população, promovendo o envelhecimento saudável e ativo.

Referências

ALMEIDA, J. Geriatria preventiva é segredo para um envelhecimento saudável. **O Tempo**, 26 maio 2019. Disponível em: <https://www.otempo.com.br/interessa/geriatria-preventiva-e-segredo-para-um-envelhecimento-saudavel-1.2186044>. Acesso em: 30 out. 2024.

ALVES, V. L. dos S..; GUIZILINI, S. Envelhecimento e a equipe multidisciplinar. In: MACEDO, A. R. de. **Envelhecer com arte, longevidade e saúde**. São Paulo: Atheneu, 2010. p. 149-154.

ALVES, V. P.; SANTANA, L. B. da S.; PEREIRA, C. V. C. O educador físico na equipe interdisciplinar no cuidado às pessoas idosas. **Educación Física y Deportes**, v. 13, n. 123, ago. 2008. Disponível em: <https://www.efdeportes.com/efd123/o-educador-fisico-na-equipe-interdisciplinar-no-cuidado-as-pessoas-idosas.htm>. Acesso em: 30 out. 2024.

ARAUJO, I. C. de; LANZARIN, J.; MEDEIROS, L. F. de. Terceira idade na EaD: uma proposta para as instituições. In: CONGRESSO INTERNACIONAL ABED DE EDUCAÇÃO A DISTÂNCIA, 21., 2015, Bento Gonçalves. **Anais**... Disponível em: <http://www.abed.org.br/hotsite/21-ciaed/pt/anais/>. Acesso em: 30 out. 2024.

BARBOSA, B. R. et al. Avaliação geriátrica ampla e sua utilização no cuidado de enfermagem a pessoas idosas. **Ciência e Saúde Coletiva**, v. 19, n. 8, p. 3317-3325, 2014. Disponível em: <https://www.scielo.br/j/csc/a/hcBn67RFRt3brvSNp5YsDFh/?format=pdf&lang=pt>. Acesso em: 30 out. 2024.

BARBOSA, K. T. F.; OLIVEIRA, F. M. R. L.; FERNANDES, M. G. M. Vulnerabilidade da pessoa idosa: análise conceitual. **Revista Brasileira de Enfermagem**, v. 72, ed. suplementar 2, p. 352-360, 2019. Disponível em: <https://www.scielo.br/j/reben/a/yBvHGpXJDHXQyGMKSqCJcsz/?lang=pt&format=pdf>. Acesso em: 30 out. 2024.

BARROS, E. J. L. et al. Gerontotecnologia educativa voltada ao idoso estomizado à luz da complexidade. **Revista Gaúcha de Enfermagem**, v. 33, n. p. 95-101, jun. 2012. Disponível em: <https://www.scielo.br/j/rgenf/a/bJkvtczqRdVJR66PNWHqqkx/?format=pdf&lang=pt>. Acesso em: 30 out. 2024.

BARROSO, F. N. L. et al. O nutricionista em uma abordagem interdisciplinar num ambiente hospitalar. **American Journal of Medicine and Health**, n. 1, v. 1, 2018. Disponível em: <https://aepub.com/wp-content/uploads/2018/11/AJMH-2018-10-1801.pdf>. Acesso em: 30 out. 2024.

BARSANO, P. R.; BARBOSA, R. P.; GONÇALVES, E. **Evolução e envelhecimento humano**. São Paulo: Érica, 2014.

BERTAZONE, A. et al. Ações multidisciplinares/interdisciplinares no cuidado ao idoso com doença de Alzheimer. **Revista da Rene**, n. 17, v. 1, p. 144-153, jan./fev. 2016. Disponível em: <https://www.redalyc.org/pdf/3240/324044160019.pdf>. Acesso em: 30 out. 2024.

BLOG DO EaD. **O que é bacharelado**: como funciona e diferenças entre cursos. 13 jun. 2024. Disponível em: <https://ead.pucpr.br/blog/o-que-e-bacharelado>. Acesso em: 30 out. 2024.

BONARD, G. (Org.).; MORIGUCHI, Y.; MORIGUCHI, E. H. **Geriatria e gerontologia preventivas**: novos conceitos. Porto Alegre: EDIPUCRS, 2014.

BORGES, A. P. A.; COIMBRA, A. M. C. (Org.). **Envelhecimento e saúde da pessoa idosa**. Rio de Janeiro: EAD/Ensp, 2008.

BORIM, F. S. A.; BARROS, M. B. de A.; BOTEGA, N. J. Transtorno mental comum na população idosa: pesquisa de base populacional no Município de Campinas, São Paulo, Brasil. **Cadernos de Saúde Pública**, v. 29, n. 7, p. 1415-1426, jul. 2013. Disponível em: <https://www.scielo.br/j/csp/a/C6zsvR37mV7tkzpjb9QnQCt/?format=pdf&lang=pt>. Acesso em: 30 out. 2024.

BRASIL. Constituição (1988). **Diário Oficial da União**, Brasília, DF 5 out. 1988.

BRASIL. Decreto n. 1.313, de 17 de janeiro de 1891. **Diário Oficial da União**, Rio de Janeiro, RJ, 31 dez. 1901. Disponível em: <https://legis.senado.leg.br/norma/392104/publicacao/15722580>. Acesso em: 30 out. 2024.

BRASIL. Decreto-Lei n. 4.682, de 24 de janeiro de 1923. **Diário Oficial da União**, Poder Legislativo, Rio de Janeiro, RJ, 24 jan. 1923. Disponível em: <http://www.planalto.gov.br/ccivil_03/decreto/historicos/dpl/dpl4682-1923.htm>. Acesso em: 30 out. 2024.

BRASIL. Lei n. 3.397, de 24 de novembro de 1888. **Diário Oficial da União**, Rio de Janeiro, RJ, 31 dez. 1888. Disponível em: <https://legis.senado.leg.br/norma/545209/publicacao/15629889>. Acesso em: 30 out. 2024.

BRASIL. Lei n. 8.069, de 13 de julho de 1990. **Diário Oficial da União**, Poder Legislativo, Brasília, DF, 16 jul. 1990. Disponível em: <https://www.planalto.gov.br/ccivil_03/leis/l8069.htm>. Acesso em: 30 out. 2024.

BRASIL. Lei n. 8.842, de 4 de janeiro de 1994. **Diário Oficial da União**, Poder Legislativo, Brasília, DF, 5 jan. 1994. Disponível em: <https://www.planalto.gov.br/ccivil_03/leis/l8842.htm>. Acesso em: 30 out. 2024.

BRASIL. Lei n. 9.394, de 20 de dezembro de 1996. **Diário Oficial da União**, Poder Legislativo, Brasília, DF 23 dez. 1996. Disponível em: <https://www.planalto.gov.br/ccivil_03/leis/l9394.htm>. Acesso em: 30 out. 2024.

BRASIL. Lei n. 10.741, de 1 de outubro de 2003. **Diário Oficial da União**, Poder Legislativo, Brasília, DF, 3 out. 2003. Disponível em: <http://www.planalto.gov.br/ccivil_03/leis/2003/l10.741.htm>. Acesso em: 30 out. 2024.

BRASIL. Ministério da Educação. **Cadastro Nacional de Cursos e Instituições de Educação Superior**: Cadastro e-MEC. 2024a. Disponível em: <https://emec.mec.gov.br/>. Acesso em: 30 out. 2024.

BRASIL. Ministério da Educação. **Catálogo Nacional de Cursos Técnicos**: cursos em oferta experimental. Disponível em: <https://cnct.mec.gov.br/cursos?filtro=experimentais >. Acesso em: 30 out. 2024b.

BRASIL. Ministério da Saúde. Portaria n. 1.395, de 10 de dezembro de 1999. **Diário Oficial da União**, Poder Legislativo, Brasília, DF, 13 dez. 1999. Disponível em: <https://www2.mppa.mp.br/sistemas/gcsubsites/upload/37/Portaria%20NR%201395-99%20Politica%20Nac%20Saude%20Idoso.pdf>. Acesso em: 30 out. 2024.

BRASIL. Ministério da Saúde. Portaria n. 2.528, de 19 de outubro de 2006. **Diário Oficial da União**, Poder Legislativo, Brasília, DF, 19 out. 2006a. Disponível em: <http://repositorio.asces.edu.br/bitstream/123456789/2028/1/portaria.pdf>. Acesso em: 30 out. 2024.

BRASIL. Ministério da Saúde. Secretaria de Atenção à Saúde. Departamento de Ações Programáticas e Estratégicas. **Orientações técnicas para a implementação de linha de cuidado para atenção integral à saúde da pessoa idosa no Sistema Único de Saúde – SUS**. Brasília: 2018. Disponível em: <https://bvsms.saude.gov.br/bvs/publicacoes/linha_cuidado_atencao_pessoa_idosa.pdf>. Acesso em: 30 out. 2024.

BRASIL. Ministério da Saúde. Secretaria de Atenção à Saúde. Departamento de Atenção Básica. **Envelhecimento e saúde da pessoa idosa**. Brasília: 2006b. (Série A. Normas e Manuais Técnicos) (Cadernos de Atenção Básica n. 19). Disponível em: <https://www.nescon.medicina.ufmg.br/biblioteca/imagem/2078.pdf>. Acesso em: 30 out. 2024.

BRASIL. Ministério da Saúde. Secretaria de Ciência, Tecnologia e Insumos Estratégicos. Departamento de Ciência e Tecnologia. **Agenda nacional de prioridades de pesquisa em saúde**. 2. ed. Brasília: 2008. (Série B. Textos Básicos em Saúde). Disponível em: <https://livroaberto.ibict.br/bitstream/1/495/1/Agenda%20nacional%20prioridades%20pesquisa%20sa%c3%bade%202ed.pdf>. Acesso em: 30 out. 2024.

CACHIONE, M. et al. Metodologias e estratégias pedagógicas utilizadas por educadores de uma universidade aberta à terceira idade. **Educação & Realidade**, v. 40, n. 1, p. 81-103, jan./mar. 2015. Disponível em: <https://www.scielo.br/j/edreal/a/rnkWvrrHNGM5j6sMc3sHLzm/?format=pdf&lang=pt>. Acesso em: 30 out. 2024.

CALDAS, P. T.; CAVALCANTE, C. E. Praticando a cidadania: criação e validação de uma escala de mensuração. **Cadernos Ebape.br**, v. 21, n. 4, p. e2022-0132, 2023. Disponível em: <https://www.scielo.br/j/cebape/a/SmGmH6ZpW7tdvgBPkFT3Zzs/?format=pdf&lang=pt>. Acesso em: 30 out. 2024.

CAMARANO, A. A. A demografia e o envelhecimento populacional. In: BORGES, A. P. A.; COIMBRA, A. M. C. (Org.). **Envelhecimento e saúde da pessoa idosa**. Rio de Janeiro: EAD/Ensp, 2008. p. 111-134.

CAMARGO, B. et al. Geriatria preventiva. In: GARCIA, E. et al. **Essências em geriatria clínica**. Porto Alegre: EDIPUCRS, 2018. p. 57-65.

CAMPOS, A. C. V.; FERREIRA, E. F. e; VARGAS, A. M. D. Determinantes do envelhecimento ativo segundo a qualidade de vida e gênero. **Ciência & Saúde Coletiva**, v. 20, n. 7, p. 2221-2237, 2015. Disponível em: <https://www.scielo.br/j/csc/a/yKgqngPWPvSdwbpRV9QGXqP/?format=pdf&lang=pt>. Acesso em: 30 out. 2024.

CANCIO, K. T. de M.; SILVA, D. G. e. Introdução à geriatria: conceitos principais e as grandes síndromes geriátricas. In: DINIZ, L. R. et al. (Org.) **Geriatria**. Rio de Janeiro: MedBook, 2019. p. 1-8.

CANHISARES, M.; CURY, T. Brasil tem déficit de 28.000 geriatras. **Estadão Especial Focas**. Disponível em: <https://infograficos.estadao.com.br/focas/planeje-sua-vida/brasil-tem-deficit-de-28000-geriatras>. Acesso em: 30 out. 2024.

CARDOSO, T. T.; LUCHESI, K. F. As dificuldades no atendimento aos indivíduos com doenças neurodegenerativas: o fonoaudiólogo e a equipe multiprofissional. **Audiology Communication Research**, v. 24, p. e2063, 2019. Disponível em: <https://www.scielo.br/j/acr/a/dYGjSjtvzYFTjz7LKKXMwkB/?format=pdf&lang=pt>. Acesso em: 30 out. 2024.

CARMONA, C. M. A. **Capacidades sensoriais e motoras percebidas e indicadores subjetivos de sucesso no envelhecimento de idosos**: mediação do envolvimento e do evitamento face à comida. 213 f. Tese (Doutorado em Psicologia) – Universidade de Évora, Évora, 2016. Disponível em: <https://core. ac.uk/download/pdf/62473673.pdf>. Acesso em: 30 out. 2024.

CARVALHO, H. N. de; CARVALHO, N. S. de. Atenção integral ao idoso: o papel da odontologia na equipe multidisciplinar. In: CONGRESSO INTERNACIONAL DE ENVELHECIMENTO HUMANO, 4., 2015, Campina Grande. **Anais**... Campina Grande: Realize Editora, 2015. v. 2, n. 1. Disponível em: <https://www. editorarealize.com.br/artigo/visualizar/12102>. Acesso em: 30 out. 2024.

CARVALHO, J. A. M. de; RODRÍGUES-WONG, L. L. A transição da estrutura etária da população brasileira na primeira metade do século XXI. **Cadernos de Saúde Pública**, v. 24, n. 3, p. 597–605, mar. 2008. Disponível em: <https://www.scielo.br/j/csp/a/PrPG y4RXRLpkQmx4qgDxVCh/?format=pdf&lang=pt>. Acesso em: 30 out. 2024.

CFFa – Conselho Federal de Fonoaudiologia. Resolução n. 463, de 21 de janeiro de 2015. **Diário Oficial da União**, 24 mar. 2015. Disponível em: <https://www.fonoaudiologia.org.br/resolucoes/ resolucoes_html/CFFa_N_463_15.htm>. Acesso em: 30 out. 2024.

CIOSAK, S. I. et al. Senescência e senilidade: novo paradigma na Atenção Básica de Saúde. **Revista da Escola de Enfermagem da USP**, v. 45, n. esp. 2, p. 1763-1768, 2011. Disponível em: <https:// www.scielo.br/j/reeusp/a/9VCqQLGF9kHwsVTLk4FdDRt/?format =pdf&lang=pt>. Acesso em: 30 out. 2024.

COFFITO – Conselho Federal de Fisioterapia e Terapia Ocupacional. Resolução n. 316, de 19 de julho de 2006. **Diário Oficial da União**, Brasília, DF, 3 ago. 2006. Disponível em: <https://www.coffito.gov.br/nsite/?p=3074>. Acesso em: 30 out. 2024.

CORREA, M. E. M.; ROCHA, J. S. O papel do nutricionista na equipe Interdisciplinar em cuidados paliativos: uma revisão integrativa. **Health Residencies Journal**, v. 2, n. 11, p. 147-159, 2021. Disponível em: <https://hrj.emnuvens.com.br/hrj/article/view/148/134>. Acesso em: 30 out. 2024.

COSTA, C. L.; ALBANO, J. P. A contribuição da fisioterapia no trabalho interdisciplinar no processo de qualidade de vida dos idosos institucionalizados. **InterFisio**. Disponível em: <https://interfisio.com.br/a-contribuicao-da-fisioterapia-no-trabalho-interdisciplinar-no-processo-de-qualidade-de-vida-dos-idosos-institucionalizados/>. Acesso em: 30 out. 2024.

CREFONO – Conselho Regional de Fonoaudiologia. **Áreas de atuação do fonoaudiólogo**. Disponível em: <https://crefono1.gov.br/areas-de-atuacao-do-fonoaudiologo/>. Acesso em: 30 out. 2024.

CRONEMBERGER, I. H. G. M.; TEIXEIRA, S. M. O sistema de proteção social brasileiro, política de assistência social e a atenção à família. **Pensando Famílias**, v. 19, n. 2, p. 132-147, dez. 2015. Disponível em: <https://pepsic.bvsalud.org/pdf/penf/v19n2/v19n2a11.pdf>. Acesso em: 30 out. 2024.

DOLL, J. A educação no processo de envelhecimento. In: FREITAS, E. V. de; PY, L. (Ed.). **Tratado de geriatria e gerontologia**. 4. ed. Rio de Janeiro: Guanabara Koogan, 2018. p. 5.316-5.325.

EASYMEC. **Faculdades abrem as portas para a terceira idade**. Disponível em: <https://www.easymec.com.br/site/noticias/ver/2625>. Acesso em: 30 out. 2024.

FALCÃO, L. F. dos R.; COSTA, L H. D. (Org.). **Manual de geriatria**. São Paulo: Roca, 2012. (Série Manual do Residente da Universidade Paulista de Medicina).

FALLER, J. W.; TESTON, E. F.; MARCON, S. S. A velhice na percepção de idosos de diferentes nacionalidades. **Texto Contexto Enfermagem**, v. 24, n. 1, p. 128-137, jan.-mar. 2015. Disponível em: <https://www.scielo.br/j/tce/a/PRfZwXxD9sZtkQMzfjVJCQr/?format=pdf&lang=pt>. Acesso em: 30 out. 2024.

FARIAS, R. G.; SANTOS, S. M. A. dos. Influência dos determinantes do envelhecimento ativo entre idosos mais idosos. **Texto & Contexto Enfermagem**, v. 21, n. 1, p. 167-176, jan./mar. 2012. Disponível em: <https://www.scielo.br/j/tce/a/GhzvJMJmT8vPTq8DLNPJKdG/?format=pdf&lang=pt>. Acesso em: 30 out. 2024.

FECHINE, B. R. A.; TROMPIERE, N. O processo de envelhecimento: as principais alterações que acontecem com o idoso com o passar dos anos. **Inter Science Place**, v. 1, n. 20, p. 106-132, jan./mar. 2012. Disponível em: <https://www.fonovim.com.br/arquivos/534ca4b0b3855f1a4003d09b77ee4138-Modifica es-fisiol gicas-normais-no-sistema-nervoso-do-idoso.pdf>. Acesso em: 30 out. 2024.

FERREIRA, C. Número de geriatras não acompanha envelhecimento da população. **Agência Câmara Notícias**, 5 set. 2019. Disponível em: <https://www.camara.leg.br/noticias/581078-numero-de-geriatras-nao-acompanha-envelhecimento-da-populacao/>. Acesso em: 30 out. 2024.

FREITAS, E. V. de et al. (Ed.). **Manual prático de geriatria**. 2. ed. Rio de Janeiro: Guanabara Kogan, 2018.

FRIES, A. T.; PEREIRA, D. C. Teorias do envelhecimento humano. **Revista Contexto & Saúde**, v. 11, n. 20, p. 507-514, 2011. Disponível em: <https://www.revistas.unijui.edu.br/index.php/contextoesaude/article/view/1571>. Acesso em: 30 out. 2024.

GOLDMAN, S. N.; FALEIROS, V. de P. Percepções sobre a velhice. In: BORGES, A. P. A.; COIMBRA, A. M. C. (Org.). **Envelhecimento e saúde da pessoa idosa**. Rio de Janeiro: EAD/Ensp, 2008. p. 23-30.

GOMES, I.; BRITTO, V. Censo 2022: número de pessoas com 65 anos ou mais de idade cresceu 57,4% em 12 anos. **Agência de Notícias IBGE**, 1 nov. 2023. Disponível em: <https://agenciadenoticias.ibge.gov.br/agencia-noticias/2012-agencia-de-noticias/noticias/38186-censo-2022-numero-de-pessoas-com-65-anos-ou-mais-de-idade-cresceu-57-4-em-12-anos>. Acesso em: 30 out. 2024.

GOMES, I. S. et al. O discurso da velhice e do envelhecimento de um centro de convivência do idoso em um município da Zona da Mata de Minas Gerais. **Estudos Interdisciplinares sobre o Envelhecimento**, v. 29, n. 1, p. e125904, 2024. Disponível em: <https://seer.ufrgs.br/index.php/RevEnvelhecer/article/view/125904/91807>. Acesso em: 30 out. 2024.

GONÇALVES, C. D. Envelhecimento bem-sucedido, envelhecimento produtivo e envelhecimento ativo: reflexões. **Estudos Interdisciplinares sobre o Envelhecimento**, v. 20, n. 2, p. 645-657, 2015. Disponível em: <https://seer.ufrgs.br/index.php/RevEnvelhecer/article/view/49428/35463>. Acesso em: 30 out. 2024.

GONÇALVES, J. P. Ciclo vital: início, desenvolvimento e fim da vida humana–possíveis contribuições para educadores. **Revista Contexto & Educação**, v. 31, n. 98, p. 79-110, 2016. Disponível em: <https://www.revistas.unijui.edu.br/index.php/contextoeducacao/article/view/5469>. Acesso em: 30 out. 2024.

HE, W.; GOODKIND, D.; KOWAL, P. **An Aging World 2015**: International Population Reports. Washington, DC: U.S. Government Publishing Office, 2016. Disponível em: <https://www.census.gov/content/dam/Census/library/publications/2016/demo/p95-16-1.pdf>. Acesso em: 30 out. 2024.

IBGE – Instituto Brasileiro de Geografia e Estatística. **Censo demográfico**: o que é. Disponível em: <https://www.ibge.gov.br/estatisticas/sociais/populacao/9662-censo-demografico-2010.html?=&t=o-que-e>. Acesso em: 30 out. 2024a.

IBGE – Instituto Brasileiro de Geografia e Estatística. Pirâmide etária. **IBGE Educa**. Disponível em: <https://educa.ibge.gov.br/jovens/conheca-o-brasil/populacao/18318-piramide-etaria.html>. Acesso em: 30 out. 2024b.

IBGE – Instituto Brasileiro de Geografia e Estatística. Projeção da população do Brasil e das Unidades da Federação. Disponível em: <https://www.ibge.gov.br/apps/populacao/projecao/index.html>. Acesso em: 30 out. 2024c.

IBGE – Instituto Brasileiro de Geografia e Estatística. **Sinopse do Censo Demográfico 2010**: distribuição da população por sexo, segundo os grupos de idade. 2010. Disponível em: <https://censo2010.ibge.gov.br/sinopse/webservice/frm_piramide.php?ano=2010&codigo=&corhomem=88C2E6&cormulher=F9C189&wmaxbarra=180>. Acesso em: 30 out. 2024.

ILHA, S. et al. Gerontotecnologias utilizadas pelos familiares/cuidadores de idosos com Alzheimer: contribuição ao cuidado complexo. **Texto & Contexto Enfermagem**, v. 27, n. 4, p. e5210017, 2018. Disponível em: <https://www.scielo.br/j/tce/a/3DCTXbdCcMg9TTgRXJQ7rSm/?format=pdf&lang=pt>. Acesso em: 30 out. 2024.

JARDIM, V. C. F. da S.; MEDEIROS, B. F. de; BRITO, A. M. de. Um olhar sobre o processo do envelhecimento: a percepção de idosos sobre a velhice. **Revista Brasileira de Geriatria e Gerontologia**, v. 9, n. 2, p. 25-34, 2006. Disponível em: <https://www.redalyc.org/pdf/4038/403838770003.pdf>. Acesso em: 30 out. 2024.

JESUS, I. T. M. de et al. Fragilidade de idosos em vulnerabilidade social. **Acta Paulista Enfermagem**, v. 30, n. 6, p. 614-620, nov./dez. 2017. Disponível em: <https://www.scielo.br/j/ape/a/SSwxqdQ5WShQRCkHV3Q4nSg/?format=pdf&lang=pt>. Acesso em: 30 out. 2024.

LACAZ, C. da S. Iatrofarmacogenia. **Revista da Escola de Enfermagem da USP**, v. 13, n. 2, p. 103–104, ago. 1979. Disponível em: <https://www.scielo.br/j/reeusp/a/DgDX65hjdMG7ysLBzY6s7MQ/?lang=pt#>. Acesso em: 30 out. 2022.

LEANDRO-FRANÇA, C.; MURTA, S. G. Prevenção e promoção da saúde mental no envelhecimento: conceitos e intervenções. **Psicologia: Ciência e Profissão**, v. 34, n. 2, p. 318–329, abr. 2014. Disponível em: <https://www.scielo.br/j/pcp/a/GnQzV9V5t9GBYjwJxVyGYkH/?format=pdf&lang=pt>. Acesso em: 30 out. 2024.

LIMA, M. E.; MENEZES JUNIOR, A. da S.; BRZEZINSKI, I. Cidadania: sentidos e significados. In: CONGRESSO NACIONAL DE EDUCAÇÃO – EDUCERE, 13., Curitiba, 2017. **Anais...** Curitiba: Educere, 2017. p. 2.481-2.494. Disponível em: <https://bit.ly/3TuftrY>. Acesso em: 30 out. 2024.

LINS, T. Gerontologia educacional brasileira: causas e consequências do seu estado embrionário e das suas áreas majoritárias de atuação. **Revista Interseção**, v. 1, n. 1, p. 49-61. ago. 2020. Disponível em: <https://periodicosuneal.emnuvens.com.br/intersecao/article/view/216/185>. Acesso em: 30 out. 2024.

LUSTRI, W. R.; MORELLI, J. G. da S. Aspectos biológicos do envelhecimento. In: REBELATTO, J. R.; MORELLI, J. G. da S. **Fisioterapia geriátrica**: a prática da assistência ao idoso. 2. ed. ampl. Barueri: Manole, 2007. p. 37-84.

MARCHI NETTO, F. L. Aspectos biológicos e fisiológicos do envelhecimento humano e suas implicações na saúde do idoso. **Pensar a Prática**, v. 7, n. 1, p. 75-84, mar. 2004. Disponível em: <https://revistas.ufg.br/fef/article/view/67/66>. Acesso em: 30 out. 2024.

MATSUMOTO, V. S.; MILAGRES, C. S. Atuação da equipe multidisciplinar na prevenção de quedas em idosos no domicílio. **Revista Científica da FHO**, v. 6, n. 1, p. 13-20, 2018. Disponível em: <https://ojs.fho.edu.br:8481/revfho/article/view/49/48>. Acesso em: 30 out. 2024.

MILLS, S.; WAITE, C. Brands of Youth Citizenship and the Politics of Scale: National Citizen Service in the United Kingdom. **Political Geography**, v. 56, p. 66-76, jan. 2017. Disponível em: <https://www.sciencedirect.com/science/article/pii/S0962629816300944>. Acesso em: 30 out. 2024.

MONTEIRO, R. A. de P.; CASTRO, L. R. de. A concepção de cidadania como conjunto de direitos e sua implicação para a cidadania de crianças e jovens. **Revista Psicologia Política**, v. 8, n. 16, p. 271-284, dez. 2008. Disponível em: <https://pepsic.bvsalud.org/pdf/rpp/v8n16/v8n16a06.pdf>. Acesso em: 30 out. 2024.

MONTILLA, D. E. R. Noções básicas da epidemiologia. In: BORGES, A. P. A.; COIMBRA, A. M. C. (Org.). **Envelhecimento e saúde da pessoa idosa**. Rio de Janeiro: EAD/Ensp, 2008. p. 135-148.

MORAES, D. C. et al. Instabilidade postural e a condição de fragilidade física em idosos: revisão integrativa. **Ciência, Cuidado e Saúde**, v. 17, n. 1, jan./mar. 2018. Disponível em: <https://periodicos.uem.br/ojs/index.php/CiencCuidSaude/article/view/36301/751375137575>. Acesso em: 30 out. 2024.

MORAES, E. N. de. Processo de envelhecimento e bases da avaliação multidimensional do idoso. In: BORGES, A. P. A.; COIMBRA, A. M. C. (Org.). **Envelhecimento e saúde da pessoa idosa**. Rio de Janeiro: EAD/Ensp, 2008. p. 151-176.

MORAES, E. N.; MARINO, M. C. A.; SANTOS, R. R. Principais síndromes geriátricas. **Revista Médica de Minas Gerais**, v. 20, n. 1, p. 54-66, jan./mar. 2010. Disponível em: <http://www.observatorionacionaldoidoso.fiocruz.br/biblioteca/_artigos/196.pdf>. Acesso em: 30 out. 2024.

MORAGAS, R. M. Gerontologia Social: envelhecimento e qualidade de vida. **Portal do Envelhecimento e Longeviver**, 27 abr. 2017. Disponível em: <https://www.portaldoenvelhecimento.com.br/gerontologia-social-envelhecimento-e-qualidade-de-vida/>. Acesso em: 30 out. 2024.

MORIGUCHI, Y.; NASCIMENTO, N. M. R. Geriatria preventiva. In: SCHWANKE, C. H. A.; SCHNEIDER, R. H. (Org.). **Atualizações em geriatria e gerontologia**: da pesquisa básica à prática clínica. Porto Alegre: EDIPUCRS, 2016. p. 87-102.

MUSIAL, D. C. A gerontologia na assistência social. **Portal do Envelhecimento e Longeviver**, 20 dez. 2019. Disponível em: <https://www.portaldoenvelhecimento.com.br/a-gerontologia-na-assistencia-social/>. Acesso em: 30 out. 2024.

NECAT – Núcleo de Estudos de Economia Catarinense. **Demografia Migração**, 9 fev. 2009. Disponível em: <https://necat.ufsc.br/files/2015/05/ANTONIO.pdf>. Acesso em: 30 out. 2024.

NERI, A. L. **Palavra-chave em gerontologia**. 2. ed. Campinas, SP: Alínea, 2005.

NERI, A. L.; PAVARINI, S. C. I. Formação de recursos humanos em gerontologia e desenvolvimento da profissão: O Brasil em face da experiência internacional. In: FREITAS, E. V. de; PY, L. (Ed.). **Tratado de geriatria e gerontologia**. 4. ed. Rio de Janeiro: Guanabara Koogan, 2016. p. 1.585-1.597.

OLIVEIRA, M. das G. L. Políticas públicas e idoso. **Portal do Envelhecimento**. Disponível em: <http://www.portaldoenvelhecimento.com/acervo/pforum/eqvspp1.htm>. Acesso em: 30 out. 2024.

OMS – Organização Mundial de Saúde. **Envelhecimento ativo**: uma política de saúde. Tradução de Suzana Gontijo. Brasília: 2005. Disponível em: <https://iris.paho.org/bitstream/handle/10665.2/7685/envelhecimento_ativo.pdf?sequence=1&isAllowed=y>. Acesso em: 30 out. 2024.

OMS – Organização Mundial da Saúde. **Relatório Mundial de Envelhecimento e Saúde**. 2015. Disponível em: <https://sbgg.org.br/wp-content/uploads/2015/10/OMS-ENVELHECIMENTO-2015-port.pdf>. Acesso em: 30 out. 2024.

ONU – Organização das Nações Unidas. **Plano de ação internacional contra o envelhecimento**, 2002. Tradução de Arlene Santos. Brasília: Secretaria Especial dos Direitos Humanos, 2003. Disponível em: <http://www.observatorionacionaldoidoso.fiocruz.br/biblioteca/_manual/5.pdf>. Acesso em: 30 out. 2024.

OPAS – Organização Pan-Americana de Saúde. **Década do envelhecimento saudável 2020-2030**. Brasília: 2020. Disponível em: <https://iris.paho.org/bitstream/handle/10665.2/52902/OPASWBRAFPL20120_por.pdf?sequence=1&isAllowed=y>. Acesso em: 30 out. 2024.

PADULA, R. S.; DANTAS, R. Envelhecimento populacional, contexto ocupacional e capacidade para o trabalho. In: PERRACINI, M. R.; FLÓ, C. M. **Funcionalidade e envelhecimento**. 2. ed. Rio de Janeiro: Guanabara Koogan, 2019. p. 390-405.

PAPALÉO NETTO, M. O estudo da velhice: histórico, definição do campo e termos básicos. In: FREITAS, E. V. de; PY, L. (Ed.). **Tratado de geriatria e gerontologia**. 5. ed. Rio de Janeiro: Guanabara Koogan, 2022. p. 62-75.

PARANÁ. Secretaria de Estado da Saúde do Paraná. Superintendência de Atenção à Saúde. **Avaliação multidimensional do idoso**. Curitiba: 2018. Disponível em: <https://www.saude.pr.gov.br/sites/default/arquivos_restritos/files/documento/2020-04/avaliacaomultiddoidoso_2018_atualiz.pdf>. Acesso em: 30 out. 2024.

PAÚL, C. Tendências actuais e desenvolvimentos futuros da gerontologia. In: PAÚL, C.; RIBEIRO, O. (Coord.). **Manual de gerontologia**. Lisboa: Lidel, 2012. p. 1-20.

PEREIRA, A. M. V. B.; IRIGARAY, T. Q. Incapacidade cognitiva. In: MORIGUCHI, Y. et al. (Org.). **Entendendo as síndromes geriátricas**. Porto Alegre: EDIPUCRS, 2016. p. 19-42.

PEREIRA, A. M. V. B.; SCHNEIDER, R. H.; SCHWANKE, C. H. A. Geriatria, uma especialidade centenária. **Scientia Médica**, v. 19, n. 4, p. 154-161, out./dez. 2009. Disponível em: <https://revistaseletronicas.pucrs.br/scientiamedica/article/view/6253/5073>. Acesso em: 30 out. 2024.

PEREIRA, A. R.; OLIVEIRA, T. C. R. de; WERNER, R. C. Atribuições do assistente social no atendimento à pessoa idosa na atenção básica de saúde. In: SEMINÁRIO NACIONAL DE SERVIÇO SOCIAL, TRABALHO E POLÍTICA SOCIAL, 1., 2015, Florianópolis. **Anais**... Disponível em: <https://seminarioservicosocial.paginas.ufsc.br/files/2017/05/Eixo_2_307.pdf>. Acesso em: 30 out. 2024.

REIS, C.; BARBOSA, L. M. de L. H.; PIMENTEL, V. O desafio do envelhecimento populacional na perspectiva sistêmica da saúde. **BNDES Setorial**, 44, p. 87-124, 2016. Disponível em: <https://web.bndes.gov.br/bib/jspui/handle/1408/9955>. Acesso em: 30 out. 2024.

REMOR, C. B. et al. Ambulatório multiprofissional de geriatria: uma perspectiva de assistência à saúde do idoso na busca da interdisciplinaridade. **Revista Brasileira de Ciências do Envelhecimento Humano**, v. 8, n. 3, p. 392-399, set./dez. 2011. Disponível em: <http://seer.upf.br/index.php/rbceh/article/view/1597/pdf>. Acesso em: 30 out. 2024.

RIBEIRINHO, C. O Serviço Social no campo da gerontologia: desafios e possibilidades. **Espaço do Assistente Social**, 4 abr. 2018. Disponível em: <https://www.eas.pt/o-servico-social-no-campo-da-gerontologia-desafios-e-possibilidades/>. Acesso em: 30 out. 2024.

RIPSA – Rede Interagencial de Informação para a Saúde. **Indicadores básicos para a saúde no Brasil**: conceitos e aplicações. 2. ed. Brasília: Organização Pan-Americana da Saúde, 2008. Disponível em: <http://tabnet.datasus.gov.br/tabdata/livroidb/2ed/indicadores.pdf>. Acesso em: 30 out. 2024.

RODRIGUES, N. C.; RAUTH, J.; TERRA, N. L. **Gerontologia social para leigos**. 2. ed. Porto Alegre: EDIPUCRS, 2016.

SALDANHA, S. de V.; ROSA, A. B.; CRUZ, L. R. da. O psicólogo clínico e a equipe multidisciplinar no Hospital Santa Cruz. **Revista da Sociedade Brasileira de Psicologia Hospitalar**, v. 16 n. 1, p. 185-198, jan./jun. 2013. Disponível em: <https://pepsic.bvsalud.org/pdf/rsbph/v16n1/v16n1a11.pdf>. Acesso em: 30 out. 2024.

SANTOS, S. de C.; TONHOM, S. F. da R.; KOMATSU, R. S. Saúde do idoso: reflexões acerca da integralidade do cuidado. **Revista Brasileira em Promoção da Saúde**, v. 29, supl., p. 118-127, dez. 2016. Disponível em: <https://ojs.unifor.br/RBPS/article/view/6413/5220>. Acesso em: 30 out. 2024.

SANTOS, T. S. dos. **Envelhecimento da população em Pontal do Paraná**: proposições para o avanço da política local à pessoa idosa. 25 f. Monografia (Especialização em Questão Social pela Perspectiva Interdisciplinar) – Universidade Federal do Paraná, Matinhos, 2013. Disponível em: <https://acervodigital.ufpr.br/handle/1884/50771>. Acesso em: 30 out. 2024.

SBGG – Sociedade Brasileira de Geriatria e Gerontologia. **Geriatria e gerontologia**: o que são, como atuam os especialistas e quais as áreas de atuação. Disponível em: <https://sbggdf.com.br/geriatria/>. Acesso em: 30 out. 2024a.

SBGG – Sociedade Brasileira de Geriatria e Gerontologia. **Mais idosos, poucos geriatras**. Disponível em: <https://www.sbgg-sp.com.br/mais-idosos-poucos-geriatras/>. Acesso em: 30 out. 2024b.

SBGG – Sociedade Brasileira de Geriatria e Gerontologia. **O que é geriatria e gerontologia?** Disponível em: <https://sbgg.org.br/espaco-cuidador/o-que-e-geriatria-e-gerontologia/>. Acesso em: 30 out. 2024c.

SBP – Sociedade Brasileira de Pediatria. **Drogas na gestação e seus agravos**: do feto ao adulto. 2016. Disponível em: <https://www.sbp.com.br/fileadmin/user_upload/2016/10/Conceio-Segre-Drogas-na-gestao-e-seus-agravos-do-feto-ao-adulto.pdf>. Acesso em: 30 out. 2024.

SCHNEIDER, R. H.; IRIGARAY, T. Q. O envelhecimento na atualidade: aspectos cronológicos, biológicos, psicológicos e sociais. **Estudos de Psicologia**, v. 25, n. 4, p. 585-593, out./dez. 2008. Disponível em: <https://www.scielo.br/j/estpsi/a/LTdthHbLvZPLZk8MtMNmZyb/?format=pdf&lang=pt>. Acesso em: 30 out. 2024.

SCHWANKE, C. H. A. et al. (Org.). **Atualizações em geriatria e gerontologia II**: abordagens multidimensionais e interdisciplinares. Porto Alegre: EDIPUCRS, 2016.

SECOLI, S. R. Polifarmácia: interações e reações adversas no uso de medicamentos por idosos. **Revista Brasileira de Enfermagem**, n. 63, v. 1, p. 136-140, jan./fev. 2010. Disponível em: <https://www.scielo.br/j/reben/a/49Hwsx38f79S8LzfjYtqYFR/?format=pdf&lang=pt>. Acesso em: 30 out. 2024.

SHINKAI, R. S. A.; CURY, A. A. D. B. O papel da odontologia na equipe interdisciplinar: contribuindo para a atenção integral ao idoso. **Cadernos de Saúde Pública**, v. 16, n. 4, p. 1099-1109, out./dez. 2000. Disponível em: <https://www.scielo.br/j/csp/a/kcKzLmBKzMqVWDYBHYwRvSN/?format=pdf&lang=pt>. Acesso em: 30 out. 2024.

SILVA, J. de O. N. da; CAMACHO, A. C. L. F. Tecnologias educacionais na promoção do envelhecimento ativo: revisão integrativa. **Cuadernos de Educación y Desarrollo**, v. 16, n. 6, p. 1-20, 2024. Disponível em: https://ojs.europubpublications.com/ojs/index.php/ced/article/view/4187/3422. Acesso em: 30 out. 2024.

SILVA, L. R. F. Da velhice à terceira idade: o percurso histórico das identidades atreladas ao processo de envelhecimento. **História, Ciências, Saúde**, v. 15, n. 1, p. 155-168, jan./mar. 2008. Disponível em: <https://www.scielo.br/j/hcsm/a/kM6LLdqGLtgqpggJT5hQRCy/?format=pdf&lang=pt>. Acesso em: 30 out. 2024.

SILVA, M. do R. de F. e; YAZBEK, M. C. Proteção social aos idosos: concepções, diretrizes e reconhecimento de direitos na América Latina e no Brasil. **Revista Katálysis**, v. 17, n. 1, p. 102-110, jan./jun. 2014. Disponível em: <https://www.scielo.br/j/rk/a/yGpCjdCY8gjG3ZZ5dPpZbTL/?format=pdf&lang=pt>. Acesso em: 30 out. 2024.

SILVA, R. R. et al. Aplicativo móvel para consulta de enfermagem: identificação de medicamentos potencialmente inapropriados para idosos. **Estudos Interdisciplinares sobre o Envelhecimento**, v. 29, e133935, 2024. Disponível em: <https://seer.ufrgs.br/index.php/RevEnvelhecer/article/view/133935/91752>. Acesso em: 30 out. 2024.

SILVA, W. J. M. da; FERRARI, C. K. B. Metabolismo mitocondrial, radicais livres e envelhecimento. **Revista Brasileira de Geriatria e Gerontologia**, v. 14, n. 3, p. 441-451, 2011. Disponível em: <https://www.scielo.br/j/rbgg/a/WDTfDQWP8pKswVmLMFLwQQr/?format=pdf&lang=pt>. Acesso em: 30 out. 2024.

TAVARES. F de M. Reflexões acerca da iatrogenia e educação médica. **Revista Brasileira de Educação Médica**, v. 31, n. 2, p. 180-185, maio 2007. Disponível em: <https://www.scielo.br/j/rbem/a/TBkvps84VJnYt49HNh9Df6p/?format=pdf&lang=pt>. Acesso em: 30 out. 2024.

TEIXEIRA, I. N. D. O.; NERI, A. L. Envelhecimento bem-sucedido: uma meta no curso da vida. **Psicologia USP**, v. 19, n. 1, p. 81-94, jan./mar. 2008. Disponível em: <https://www.scielo.br/j/pusp/a/gZHYGynvbQ7F3pFBqChVVVd/?format=pdf&lang=pt>. Acesso em: 30 out. 2024.

TW Estruturação e direcionamento. A diferença entre dados, informações e indicadores. **Blog TW**. Disponível em: <https://twed.com.br/blog/a-diferenca-entre-dados-informacoes-e-indicadores/>. Acesso em: 30 out. 2024.

UFSC – Universidade Federal de Santa Catarina. Centro de Ciências da Saúde. **Epidemiologia**. Organização de Antônio Fernando Boing, Eleonora D'Orsi e Calvino Reibnitz. Florianópolis: UFSC, 2016. Disponível em: <https://unasus.ufsc.br/atencaobasica/files/2017/10/Epidemiologia-ilovepdf-compressed.pdf>. Acesso em: 30 out. 2024.

VILELA, A. L.; MORAES, E. N.; LINO, V. Grandes síndromes geriátricas. In: BORGES, A. P. A.; COIMBRA, A. M. C. (Org.). **Envelhecimento e saúde da pessoa idosa**. Rio de Janeiro: EAD/Ensp. 2008. p. 193-268.

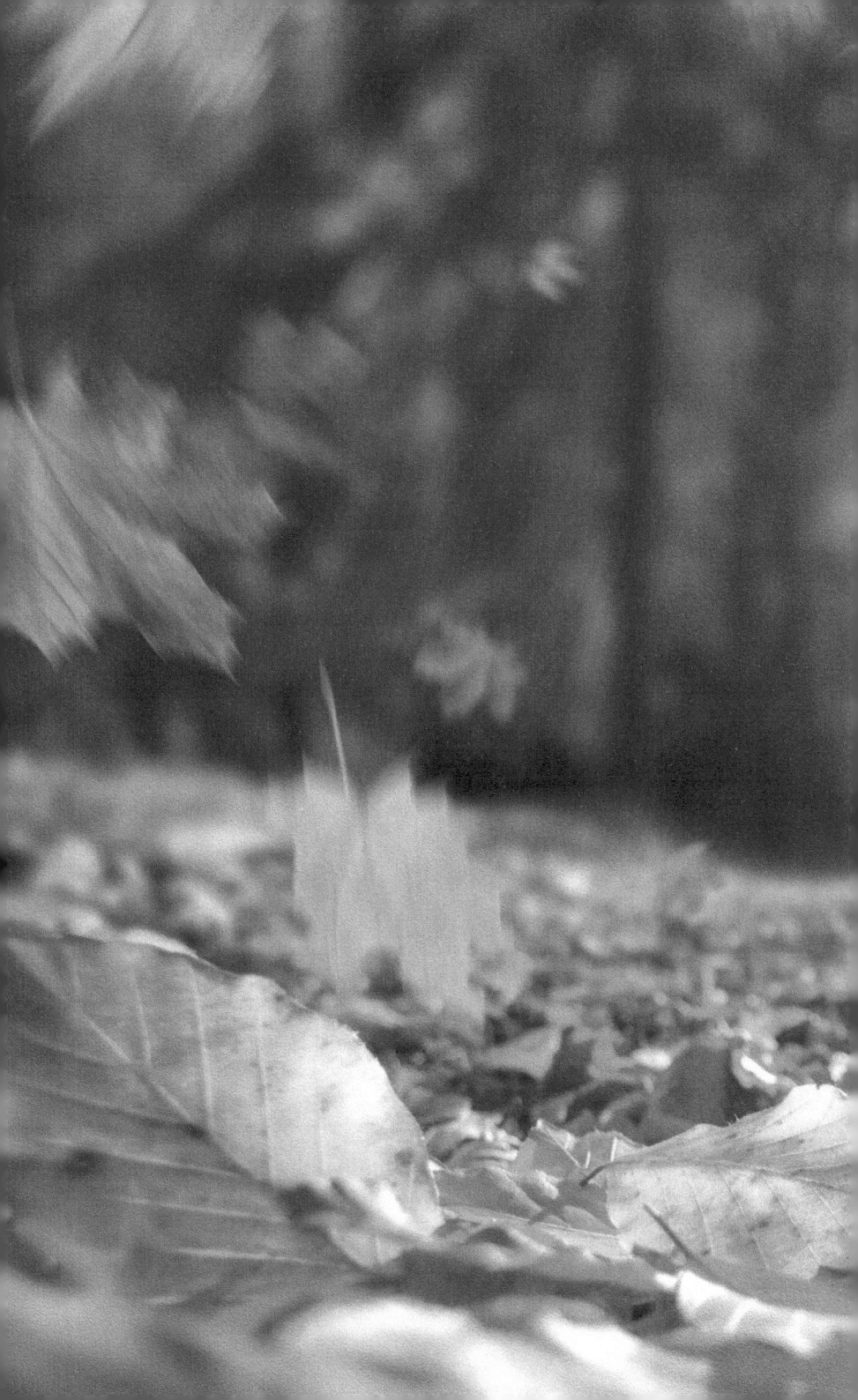

Respostas

Capítulo 1

1. Teoria dos radicais livres. Segundo ela, danos intracelulares aleatórios provocados pelos radicais livres seriam a causa do envelhecimento normal.
2. A adoção de hábitos e *status* social pelo indivíduo para cumprir seus papéis sociais esperados para sua idade em uma sociedade específica.
3. d
4. d
5. b

Capítulo 2

1. Aumento da expectativa de vida e queda da taxa de fecundidade.
2. b
3. A gerontologia é um campo que integra diversas áreas do conhecimento, visando compreender o envelhecimento em suas dimensões biológicas, psicológicas e sociais.
4. c
5. e

Capítulo 3

1. b
2. A participação ativa na vida em sociedade e a colaboração para construção de realidades compartilhadas.
3. c

4. Descrever a distribuição espacial das populações.
5. d

Capítulo 4

1. Saúde, participação, segurança e ambiente físico.
2. b
3. Hereditariedade, má nutrição, sedentarismo, senescência, sarcopenia, anorexia e presença de múltiplas comorbidades.
4. b
5. e

Capítulo 5

1. A interdisciplinaridade envolve a integração e a troca de conhecimentos entre profissionais de diferentes áreas. A multidisciplinaridade consiste na atuação independente de cada profissional, sem necessariamente estabelecer relações técnicas ou científicas.
2. b
3. c
4. c
5. Avaliar e promover a capacidade funcional das pessoas idosas, desenvolvendo atividades de vida diária e instrumentais, além de adaptar o ambiente para maximizar a autonomia.

Capítulo 6

1. a
2. c
3. a

4. A gerontecnologia é uma área que integra a gerontologia e a tecnologia para criar um ambiente adaptado às necessidades das pessoas idosas, promovendo saúde, independência e conforto.

5. A Política Nacional da Pessoa Idosa e o Estatuto da Pessoa Idosa são dois documentos que mencionam a importância da educação para a população idosa, incluindo a adequação de currículos e a inclusão de conteúdos sobre envelhecimento.

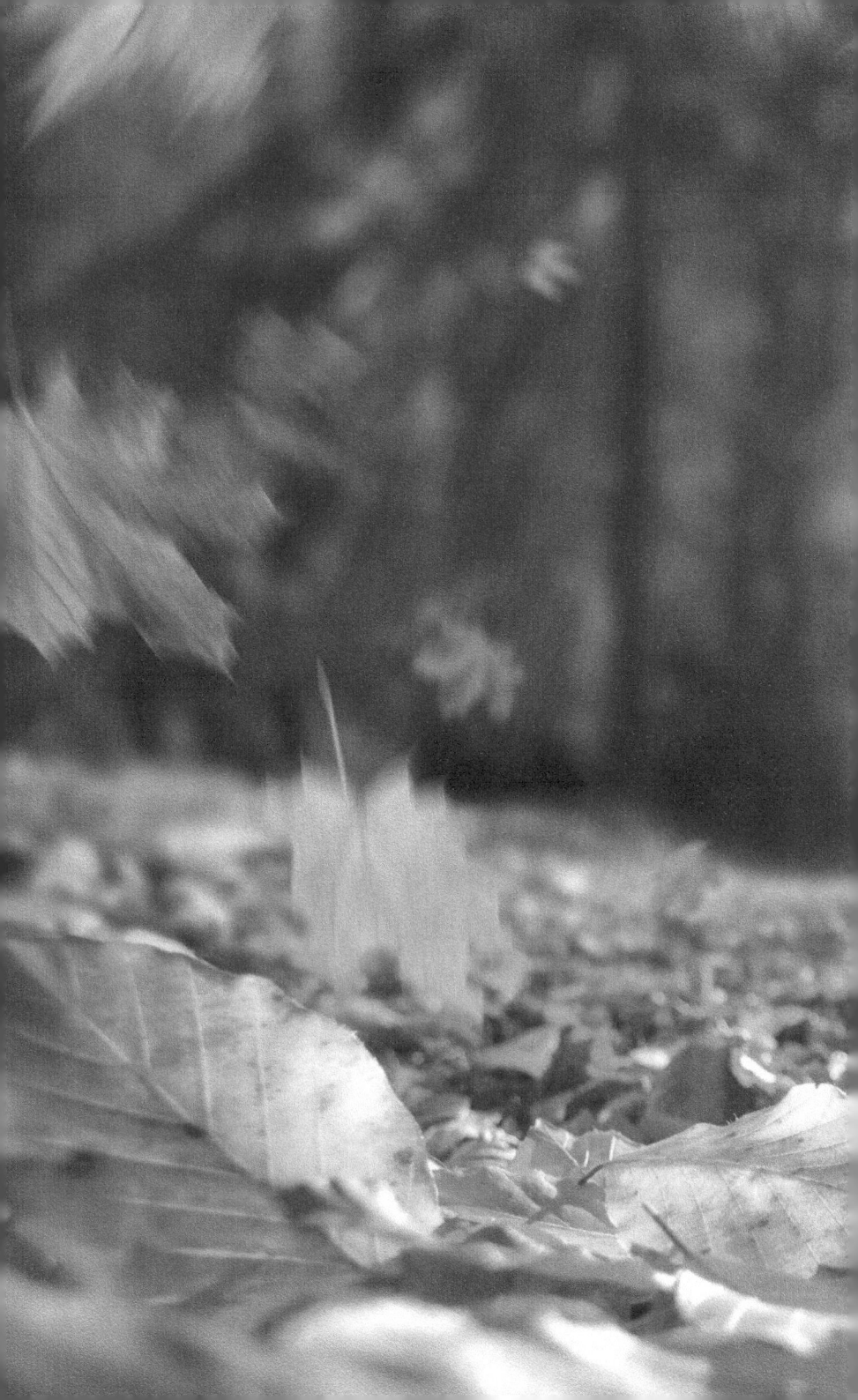

Sobre o autor

Cristiano Caveião
Doutor em Enfermagem pela Universidade Federal do Paraná (UFPR), mestre em Biotecnologia pelas Faculdades Pequeno Príncipe (FPP), especialista em Gestão de Saúde e Auditoria pela Universidade Tuiuti (UTP), graduado em Enfermagem pela Faculdade de Pato Branco (Fadep) e habilitado em Podiatria Clínica. Professor de cursos de graduação, especialização e educação a distância, tem experiência na área de gestão em enfermagem, saúde do adulto e da pessoa idosa. É avaliador de cursos da educação superior, designado pelo Instituto Nacional de Estudos e Pesquisas Educacionais Anísio Teixeira (Inep), do Ministério da Educação (MEC).

Impressão:
Novembro/2024